L'AMAIGRISSEMENT HOLISTIQUE

Dans la même collection

- *L'apprenti parleur* (Mazy Varaud, Valérie Alis)
- *Le langage des bébés* (Marie-Claire Busnel)
- *Amour et narcissisme* (Dr Louis Corman)
- *Naturopathie, la santé pour toujours* (Daniel Kieffer)
- *L'Homme empoisonné* (Daniel Kieffer)
- *Guide personnel des bilans de santé* (Daniel Kieffer)
- *Dictionnaire pratique de la diététique* (Dr Éric Ménat)
- *La Santé dans votre bouche* (Dr Davo Koubi)
- *Les clefs du corps* (Alain Libes)
- *Alors, tout dans la tête?* (Colette Mesnage)
- *Guérir par l'alimentation* (Dr Penny Stanway)
- *Un instant d'eau* (Clara Sandor)
- *Un homme + une femme = quoi?* (Elsa Cayat)
- *Magnétiseurs d'aujourd'hui* (Colette Mesnage)
- *Faut-il tuer le stress?* (Dr Jean-Claude Ringler)
- *Une psychanalyse pourquoi faire?* (Dr J.J. Moscovitz et Ph. Grancher)
- *Surmultipliez votre puissance sexuelle* (Dr J.P. Guyonnaud)
- *Les secrets de la chithérapie* (Dr J.P. Guyonnaud)
- *La plante médicinale* (Dr C. Duraffourd, Dr J.C. Lapraz, Pr P. Chemli)
- *Nouveau guide de phythothérapie* (Dr J.M. Morel)
- *La gymnastique des neurones* (Dr Carla Hannaford)
- *Les liens qui libèrent* (Dr Gunthard Weber)
- *Les fantastiques capacités de votre cerveau* (M. de Verdilhac)
- *Guérir les blessures de la vie* (M. de Verdilhac)
- *Qi Gong, la voie du calme* (Dr Liu Dong)
- *Souffrances d'adolescents* (Dr Sauveur Boukris)

Envoi du catalogue
complet sur demande

ISSN 1285-302X
ISBN 2-7339-0669-0

98, rue de Vaugirard, 75006 Paris
Tél. : 01 42 22 64 80 – Fax : 01 45 48 25 03
http://perso.wanadoo.fr/grancher/
E-mail : grancher@worldonline.fr

Judith Micallef-Attali

L'amaigrissement holistique

Maigrir par une approche physique, mentale, intellectuelle, émotionnelle et spirituelle

Préface de Daniel Kieffer

GRANCHER
98, RUE DE VAUGIRARD
75006 - PARIS

Nous n'avons qu'un seul devoir... aimer.

Albert Camus

Ab imo pectore
(du fond du cœur)

Au Docteur Jean-Marie BOURRE, Directeur de recherche Inserm, Directeur de l'unité de recherche en neuro-pharmaco-nutrition à l'hôpital Fernand Vidal, ma référence essentielle parmi d'autres qui, de son œil attentif et de sa plume généreuse, a enrichi mon manuscrit de conseils, suggestions et commentaires... inestimables.

À lui je dédie mon ouvrage

Osez demander la lune !
vous obtiendrez toujours plus de « oui »
que vous ne l'espériez.

Dominique Glocheux
La Vie en rose

Ô Père qu'adorait mon père, ce sage parmi les grands, pourquoi ne m'as-tu pas laissé le temps de lui offrir mon livre de son vivant ?

À la mémoire de mes chers parents,
Sarina et Haïm-Victor... La conscience

À celle d'Aurèle Micallef... La science

Merci à eux d'avoir élargi le champ de ma pensée

À Géraldine-Sarah et Andréa, mes filles adorées

À la mémoire de leur père, Alain Attali

À ma petite-fille chérie, Chani

À mes gendres, non les « pièces rapportées » mais les « valeurs ajoutées »

REMERCIEMENTS

Je tiens à exprimer mes remerciements à mes clients qui, par leur réceptivité, leur enthousiasme et leur victoire sur l'obésité, la boulimie, la maigreur, m'ont galvanisée au point que j'ai osé.

Merci à mon éditeur Philippe Grancher. L'accueil joyeux et sans retouches fait à mon manuscrit, a permis à l'écrivain en herbe « paumé » devant l'inattendu de plusieurs propositions d'édition, d'opter sans regrets pour Grancher !

Merci à tous ces scientifiques, chercheurs, médecins, naturopathes, praticiens qui, par leurs écrits, ont étendu le champ de mes connaissances et accentué la profondeur de ma réflexion.

Merci enfin à mes amis Élisabeth Berthou, Claudine et Gilles Boucard, Jean-Pierre Brissaut, Élisabeth Cardone, Henri Chevignard, Jean Dubois, Thierry Dufour, Marie-Christine Dupont, Marie-Suzanne Ghaffarzadeh, Anne Hazan, Françoise et Nicolas Labruhe, Dominique Mion, Emmanuelle Muleris, Marguerite Pérol qui ont enrichi mon manuscrit de leurs commentaires ou qui ont sacrifié leur temps libre pour me soustraire aux boutons-pression de l'ordinateur en respectant ma phobie des souris. Grâce à eux, je n'ai pas touché à ce machin qui aurait exclu ce mouvement cursif de ma main que j'adresse comme une caresse à ceux qui portent leur surpoids, leur boulimie ou leur anorexie comme un fardeau égal à leur charge d'angoisses et à l'attention de qui j'ai écrit cet ouvrage.

Judith Micallef-Attali
Paris, septembre 1999

SOMMAIRE

NB : Les mots figurant avec une astérisque renvoient au glossaire p. 247.

PRÉFACE

Franchement, lorsque Philippe Grancher m'a proposé de préfacer cet ouvrage, je n'ai pu retenir un soupir teinté d'agacement: « L'amaigrissement holistique » ! Après la médecine, la cuisine, le massage, la psychothérapie et même la coiffure, voilà bien que la minceur donne elle aussi dans l'holistique, bougonnais-je. Mais, curieux de nature, je me mis à lire le manuscrit de Judith Micaleff-Attali...

Un vrai petit bonheur !

Richesse du témoignage personnel, respect permanent de la différence d'autrui et du souci d'accompagner sans jamais ingérer, rien ne semblait manquer à ce beau discours d'autodidacte offert à quiconque souffre de sur-poids.

La persévérance avec laquelle l'auteur a traversé les épreuves tient en fait de l'initiation au quotidien: chemin de vie difficile où l'épreuve flirte souvent avec l'héroïsme, manifestant un rare sens du dépassement que connaissent les rebelles à tous les systèmes établis. Bienvenue au club Judith !

Entre pensée unique et pensée sauvage, notre choix est fait.

Mais si la traversée des champs minés de la diététique, des *amaigrisseurs* et des diverses *sectes nutritionnelles* est déjà un parcours périlleux, quel grand art que de transcender le rôle si confortable de perpétuelle victime en opportunité servant le grandir de l'homme. Mieux encore, ce cobaye malmené par vingt années de privations et par dix-sept prétendues méthodes scientifiques amincissantes parvient à l'autogestion de son poids puis, magie propre aux consciences des vrais thérapeutes, choisit de faire partager au plus grand nombre son expérience et sa démarche transformante ! Chapeau bas, Madame.

Au final, la pensée holistique y trouvera bel et bien son compte, minutieusement appliquée à la globalité de la personne humaine, c'est-à-dire déclinée en sa réalité corporelle, émotionnelle, mentale, sociale et spirituelle. Du grand professionnalisme au service de la juste forme tout autant que des formes justes.

Il est trop rare aujourd'hui de pouvoir cautionner un cheminement thérapeutique où l'hygiène de vie et la prévention gardent la première place et où l'enfant intérieur, toujours altéré chez celui qui consulte (le client, le patient, l'obèse, le souffrant), devient écouté, respecté et patiemment accompagné vers l'adulte libre, donc responsable et créatif de son propre destin.

La fraîcheur des mots qu'emploie Judith Micaleff-Attali est déjà gage de qualité d'être.

Son expérience devient le corps même de son livre et ses études en cautionnent la richesse, bourrée de bon sens et de finesse. Le tout, mijoté au feu doux d'un cœur sincère s'articule sur une mine de bons conseils, toujours individualisés.

L'ouvrage refermé, mon soupir n'avait plus rien d'un agacement mais plutôt d'un point d'orgue; soupir posé dans la satisfaction d'avoir perçu un message complice au service d'une santé authentiquement retrouvée, affranchie des artifices médicaux symptomatiques, s'avérant si souvent sadiques ou toxiques, une santé enfin libérée des *régimes Yo-Yo* les plus en vogue.

Pour cette santé là, puisée jour après jour au creuset d'une alimentation naturelle, saine et variée mais aussi d'une qualité de vie responsable et d'une qualité d'être en croissance, je remercie l'auteur bien sincèrement.

Puissent les lectrices et lecteurs percevoir dans les lignes qui suivent une invite à se réconcilier joyeusement avec leur image et leur silhouette, avec leur juste poids, mais aussi par delà avec l'aliment, avec le monde, avec la vie.

Daniel Kieffer
Président de la Fédération Nationale des Associations d'Hygiène
et de Médecines Complémentaires Naturelles
Directeur du Collège Européen de Naturopathie Traditionnelle Holistique

INTRODUCTION

C'est après avoir subi l'épreuve au sein de l'huître que la goutte d'eau se transforme en perle.

Omar Khayyâm

Que d'expériences en amaigrissements ratés : diète protidique, régime dissocié, mayo-clinic, shelton, weight watchers, repas unique, scarsdale... et surtout la plus stupide, une boisson magique enrichie à mon insu d'anneaux mâles et femelles d'un sinueux *diphyllobotrium latum*, ténia qui, armé de ventouses et crochets, s'est arrimé à mon intestin pour se délecter de ma surconsommation, cependant que je m'anémiais. J'ai tout essayé et on a osé dire que si j'étais grosse, c'était parce que je n'avais pas de volonté !

En tout cas, j'en ai eu dix-huit fois, dix-sept plus une, la dernière, celle qui m'a permis de passer de la taille 52 à la taille 42 et ce depuis quatorze ans !

Je n'ai pas l'intention de faire de mes expériences la quintessence de ce livre, mais d'en relater quelques-unes pour une mise en bouche.

Je vous invite à une brève promenade au jardin des supplices avant l'ultime, au jardin des délices. Suivez-moi, je vous suivrai sur le merveilleux chemin de la minceur holistique, du grec *holos*, global. Celle qui, en identifiant les facteurs de responsabilité initiaux, interpelle l'être sur tous les plans de sa personnalité : physique, mental, intellectuel, émotionnel et spirituel.

Considérer le corps physique comme seul champ d'intervention possible en amaigrissement, c'est nier la formidable synergie existant entre ces cinq dimensions qui, lorsque nous procédons à leur toilette pour explorer pleinement leur réalité, s'expriment par des effets foudroyants sur l'obésité.

La minceur holistique permet d'entrer en résonance avec son moi profond logé dans un espace libéré de toutes tensions. Elle pousse à exprimer son autonomie par un élan vital, le seul qui, lorsque l'on est abattu, battu, permet de nous accrocher, de nous arrimer à cette énigme qui nous tient vivant : l'instinct de vie et non de survie.

OBÉSITÉ

« État d'un individu qui accumule des graisses corporelles en quantité excessive »

John Yudkin,
Professeur de diététique
à l'université de Londres.

OBÉSITÉ

Trouble d'un individu en état de faiblesse

qui porte un fardeau égal à son excès de graisse

et qui ne sait comment s'en dépatouiller

dans une société qui fait des gros sans les supporter.

Mais son cas n'est pas désespéré

Sur les conseils d'un médecin avisé

Ou sur ceux d'une amie délestée

L'Amie-Callef il voudra imiter

Pour un pied de nez à l'obésité !

L'Amie-Callef

PROMENADE AU JARDIN DES SUPPLICES

AN APPLE A DAY KEEPS THE DOCTOR AWAY!

(Une pomme par jour éloigne le médecin, surtout celui-là...)

« Zut ! Encore une jupe qui craque, un bouton qui saute ! Vivement demain.

– Bonjour Madame, asseyez-vous.

– Bonjour Docteur.

– Vous venez me voir pour quoi ?

Ça commence bien, il a l'air très attentif à sa spécialité celui-là ! Tiens, c'est curieux, il a oublié apparemment de traiter sa brioche, il est obèse.

– Pas pour une anorexie, Docteur ! Vous êtes, m'a-t-on dit, spécialiste en amaigrissement.

– En effet. Si j'ai bien compris (sa secrétaire m'avait préalablement interrogée), vous accusez une enveloppe de vingt kilos depuis votre accouchement, vous essayez de maigrir, vous n'y arrivez pas... Vingt kilos de surpoids et une courbe ascendante ! Il va falloir réduire considérablement votre apport calorique, Madame.

– Comment ?

– En supprimant le sucre et tous les aliments qui en contiennent, le sel et tous les aliments qui en contiennent, les graisses et tous les aliments qui en contiennent, le pain, les pommes de terre, les pâtes, le riz ainsi que les fromages.

– Et les fruits ?

– Vous aurez droit à une petite pomme par jour...

– Que reste-t-il après ça ?

– Vos réserves personnelles, Madame.

– Mais encore ?

– Des légumes crus et cuits, des œufs, du poisson maigre, de la viande maigre, des yaourts maigres et la pomme... (maigre aussi peut-être ?)

– Si je comprends bien, Docteur, votre méthode consiste essentiellement à puiser dans les réserves jusqu'à épuisement du stock, à faire de l'autophagie, à se manger soi-même en quelque sorte.

– N'exagérons rien, Madame.

– Je trouve tout de même ce régime terriblement frustrant.

– Il nécessite une volonté féroce, je l'admets, mais compte tenu de vos antécédents familiaux, vous n'avez pas le choix, sinon, dans quelques années, vous serez atteinte d'obésité massive.

Massive, le mot qui allait engendrer mon delirium de mince et qui évoluera de façon paroxystique, était lancé !

– Qu'est-ce que ça veut dire, massive ?

– Il s'agit d'une obésité rapidement invalidante. Vous risquez : arthrose des genoux, des hanches, du rachis, hypertension artérielle, maladies cardio-vasculaires, diabète...

– Je viens de lire dans une revue féminine qu'un régime trop restrictif, même sur une courte durée, entraîne, outre des carences multiples, des troubles psychologiques graves.

– Madame, les journalistes ne sont pas médecins ! Vous n'avez pas de temps à perdre, au besoin je vous traiterai aux antidépresseurs. Revenez me voir dans un mois. »

Obésité massive... invalidante... Je vais me retrouver comme ma mère, cinquante et un ans, quatre-vingt-seize kilos pour un mètre cinquante, percluse d'arthrose et déjà handicapée du genou ? Ah ça non ! Je commence demain ! En attendant, ce soir, j'irais bien déguster une dernière fois une coupe « ras-le-bol » au drugstore Publicis. Il s'agit de cette gourmandise servie dans un vase où alternent les couches de glace, de meringue, de chantilly et de chocolat chaud. Rien que ça mon repas, rien que ça... Mon mari affolé se demandait vraiment si j'étais bien allée consulter un médecin pour maigrir.

« Si cette glace existe, c'est qu'il y a des amateurs ! Je ne suis pas la seule, je ne comprends pas que tu t'énerves ainsi.

– Mais toi, tu as décidé de maigrir !

– Oui ! À partir de demain, d'ailleurs, je refuse que tu t'en mêles. »

Le caractère attractif du « ras-le-bol » était totalement étranger à ce comportement aberrant. Le drame psychologique qui s'amorçait et qui durera vingt ans avait pris sa source à la lecture du programme alimentaire, avant même son application.

Résultat de ce régime-famine : vingt kilos perdus en trois mois avec, en prime, fonte de la masse musculaire, constipation opiniâtre due sans doute à une restriction calorique trop sévère et le début d'une composante anxieuse. La phase de stabilisation ayant été totalement occultée par ce « spécialiste » en amaigrissement, la réponse organique fut fulgurante : une boulimie réactionnelle consécutive à un régime à la fois hypocalorique et hypovolumique. Vingt kilos perdus, vingt kilos repris avec en prime d'absurdité, neuf kilos tous neufs venus se surajouter à mon handicap.

Avec un apport modéré d'aliments protéiques et, en l'absence totale de glucides, sauf ceux de la petite pomme, ma masse musculaire avait fondu comme neige au soleil et je ne l'ai jamais récupérée car, comme pour le neurone*, la fibre musculaire ne se régénère pas après qu'elle ait été tuée lors de régimes amaigrissants trop restrictifs. Les fibres « maigrissent », c'est-à-dire qu'elles perdent de leurs protéines, ce qui est non seulement inutile mais nuisible. Quand cette perte est devenue trop importante les fibres disparaissent, le « trou » laissé dans le tissu sera « bouché » par du tissu conjonctif et des cellules adipeuses. **Ce mécanisme peut toucher le cœur et donc le fragiliser dangereusement.**

Les lipides ayant été purement et simplement balayés, mes vitamines liposolubles s'étaient envolées, entraînant des carences majeures responsables de la détérioration de ma santé. La suppression totale du sel avait entraîné une hypotension brutale alors que je venais presque d'accoucher par césarienne pour état prééclampsique* ! Il ne s'en était même pas inquiété, le cher

Docteur. Et il m'avait recommandé le régime « sec », le spécialiste ! Sans eau. Cette eau indispensable à tous, mais encore plus à l'obèse déshydraté, la graisse n'en contenant que 18 %.

Cette première expérience, je l'ai longtemps considérée comme un échec personnel alors qu'il ne s'agissait que de l'incurie d'un « généraliste » qui s'était promu « spécialiste » sans rien, mais rien connaître à l'aliment.

J'ose espérer que sa « grande notoriété » lui aura permis de prendre une retraite anticipée, même si elle se déroule dans le confort que lui auront procuré la crédulité et l'ignorance d'individus qui, comme moi, sont prêts à faire n'importe quoi pour échapper aux regards meurtriers de ceux qui font de l'obésité une tare culpabilisant celui qui en est atteint. Et ceci parce que leur silhouette aussi plate qu'une carte à jouer leur conférerait ce droit.

LA VÉRITÉ SORT DE LA BOUCHE DES ENFANTS... D'OBÈSES

« Bonjour maman.

– Bonjour ma chérie.

– Oh, maman, tu as un survêtement maintenant, comme papa ? Tu vas aller courir avec lui ?

– Non ma chérie, premièrement je n'aime pas courir, deuxièmement, je ne sortirai jamais avec car je suis trop grosse, je ne le porterai qu'à la maison.

– Mais maman, à la maison... il y a des miroirs. »

Géraldine, 7 ans

Cette vérité assénée par ma fille dont le mental accusait une maturité étonnante, eut sur le mien un effet thérapeutique immédiat : je décidai aussitôt d'attraper le « Mayo-Clinic » par les cornes. Un article vantait les mérites de ce régime qui promettait une perte de poids spectaculaire en deux semaines. Il fallait au moins ça pour épater ma fille.

Il s'agissait d'un programme alimentaire établi à six cents calories fractionnées en trois repas. Le protocole était à suivre sur quinze jours. Séduisant à première vue, à première vue seulement, hélas. Circonstance encourageante pour la crédule que j'étais, dès le seizième jour l'alimentation devenait totalement libre, sans aucun contrôle et sans risque de récidive, c'est du moins ce qu'assuraient les auteurs.

Petit-déjeuner :	1 café sans sucre, 1 pamplemousse, 2 œufs durs.
Déjeuner :	1 tomate, 2 œufs durs, 1 café sans sucre.
Dîner :	salade, 1 pamplemousse, 2 œufs durs, 1 tranche de pain, 1 thé.

Soit au total six œufs par jour. Évidemment, la perte de poids fut conforme à l'attente : sept kilos perdus en quinze jours. L'euphorie liée à ce résultat fulgurant, qui allait au-delà de mes espérances et les vacances toutes proches, m'encouragèrent à souscrire pour une deuxième quinzaine. Résultat : onze kilos perdus en un mois.

Quinze jours après notre arrivée sur la côte Adriatique, mes vêtements pinçaient à nouveau. En fin de séjour, il fallut en racheter pour un meilleur confort de mes rondeurs retrouvées. Les vacances ? Un désastre ! Une asthénie fonctionnelle doublée d'une fatigue cérébrale annonciatrice du drame psychologique qui allait naître par décompensation, avec en prime à ce résultat déprimant, une aversion totale pour les œufs qui, pendant des années, n'ont plus eu droit de cité dans mon garde-manger. Pour en avoir consommé plus de cent quatre-vingt-six en un mois, j'en ai gardé l'arrière-goût durant plus d'un an ! Plus question de les intégrer aux menus familiaux, je ne pouvais même plus voir une poule ! Aucun regret pour l'espèce trop grasse, mais dommage pour son œuf, aliment de si grande valeur biologique, que je l'ai inscrit en priorité dans mon programme d'enseignement.

J'appris bien plus tard que ce régime dont les promoteurs ont dû remanier le programme pour cause de critiques sévères, existe depuis près de quatre-vingts ans. Réalisant une carence calcique et vitaminique, je me demande combien de victimes au métabolisme déviant ont vu, en plus, leurs muscles fondre par ce charmant traitement. En effet, ils durent consommer trente à quarante grammes de protéines alors qu'il en faut un gramme par kilo de poids corporel et par jour !

L'alimentation totalement libre dès le seizième jour, c'est ce qui était écrit dans le journal, était une aberration qui eut pour conséquence une reprise de poids quasi immédiate et encore plus spectaculaire que la perte. Chez l'obèse prédisposée que j'étais, ce régime a fait courir le risque d'athérosclérose par la surconsommation d'un aliment trop riche en graisses.

Cette expérience m'a appris, avec le recul, qu'il fallait cesser de tout avaler d'un trait : à la fois ce que l'on nous raconte par médias interposés et ce que l'on ne nous dit pas sur l'aliment incriminé, sa composition, ses fonctions, son mode de préparation.

Ah ! Si à cette époque, ma culture nutritionnelle n'avait pas été celle d'une parfaite ignorante, je n'aurais certainement pas, une fois de plus, étouffé tous mes efforts dans l'œuf !

LA THÉRAPIE DE GRANDE SURFACE

Caisse d'un supermarché bondé, longue file d'attente et, oh ! surprise, une pimbêche bon chic bon genre surgit, arborant trois articles. Elle double mon caddie débordant et me passe devant. La justesse d'une cause n'impliquant pas que l'on oublie les règles de la bienséance, je lui en fis la remarque :

« Je n'ai pas à vous demander d'autorisation pour trois articles alors que vous, vous en avez pour un régiment !

– Eh bien moi, je pense le contraire et si vous ne le faites pas, vous irez prendre votre tour à l'arrière. »

Elle ne céda pas. Moi non plus. En moins de deux, je balançai ses produits derrière moi et l'invitai à attendre son tour comme tout le monde. Furieuse, la mégère de toute évidence non apprivoisée, me bouscule, percute mon caddie en criant : *et poussez vos objets, grosse dondon !*

Merci, Madame, pour ce flagrant déclic ! De retour à la maison, je téléphonai immédiatement pour prendre rendez-vous avec le célèbre médecin des stars.

– Dans trois mois ? Entendu, je prends date. Inscrivez-moi, s'il vous plaît, en liste d'attente en cas de désistement car, dans trois mois, la tâche du docteur sera encore plus ardue.

Pendant ce long délai et afin d'éviter désormais brimades, regards moqueurs ou apitoyés, je décidai de m'habiller chez « Materna » pour que l'on me croie enceinte et que l'on me fiche la paix. Mon frère m'avait mise au courant, cinq cents francs la consultation en 1979 ! Au diable l'avarice ! Je ferai le sacrifice puisque ce docteur miracle assure la réussite et sa pérennité.

En attendant l'événement, j'ai érigé l'orgie alimentaire et l'anarchie comportementale en système nutritionnel, comme d'habitude. Enfin le grand jour ! Habillée comme un dimanche par « Materna » pour le cas où je croiserais le chanteur X ou la vedette Y dont on m'avait parlé, j'entrai anxieuse dans le salon d'attente qui, s'il était à la mesure des honoraires demandés, le réduit où je fus reçue était lui, plus conforme à mes revenus. Le somptueux cabinet que l'on m'avait décrit était sûrement réservé aux vedettes habituées des lieux. Moi qui m'attendais, compte tenu de mes souffrances, à un accueil humain et chaleureux, je fus expédiée en cinq minutes. Le maître me posa quelques questions inscrites sur une liste pour faire sérieux. Je ne me souviens que de celle qui me parut la plus extravagante : *Depuis quand êtes-vous ménopausée ?*

J'avais 28 ans, deux enfants de quatre et huit ans et bien qu'atteinte d'obésité massive, je ne présentais aucun signe de vieillissement prématuré et encore moins de sénilité. De toute évidence, il m'avait vue mais pas regardée. La révolte grondait...

« Demandez-moi plutôt la date de mes dernières règles, Docteur et je vous répondrai avant-hier !

– Madame, entrons dans le vif du sujet. Il s'agit d'un

réel traitement de fond de l'obésité par la voie homéopathique. Suivez mes prescriptions à la lettre et mangez ce que vous voulez.

– Ce que je veux ? Tout ce que je veux ? Des glaces, par exemple ?

– Oui, Madame. »

Il me salua, passa dans la pièce d'à côté. Je ne le reverrai plus jamais. Sa secrétaire prit le relais... et mes cinq cents francs. Un rapide calcul me permit d'évaluer sur le champ le chiffre d'affaires réalisé en fin de journée à raison de cent francs la minute. Pour l'achat des gélules, elle me conseilla de les faire préparer par une pharmacie située à proximité, rue de la Pompe, les autres pharmaciens « trichant » sur les dosages. Je sus plus tard par le pharmacien lui-même, que cette recommandation assez particulière avait pour objet la dichotomie : partage illicite d'honoraires.

Quatre cents francs les gélules et non remboursées... tant pis si cela me permet à la fois de maigrir et de me régaler, en suçant des glaces à longueur de journée !

Si l'on considère la réussite en amaigrissement seulement par la perte de poids, ce fut un franc succès : dix kilos perdus en un mois. Que contenaient les gélules ?

– Des diurétiques aux effets transitoires et qui constituent un non-sens pour l'obèse par nature déshydraté, la graisse étant hydrophobe*,

– Des extraits thyroïdiens qui ne font maigrir qu'à des doses toxiques,

– Des coupe-faim responsables d'une excitation intempestive et, à leur arrêt, d'un appel accru de nourriture.

Ma perte de poids fut la résultante, encore une fois, d'une fonte de la masse musculaire et liquidienne et fort peu de la masse graisseuse. C'est à ce moment que mes premiers troubles apparurent : chute de cheveux, sueurs profuses, tremblements, hypertension, angoisses et peurs morbides. Quant aux amphétamines*, leur utilisation m'a fait découvrir les affres de l'insomnie rebelle à tout traitement. Était-ce vraiment le but recherché ? Vous pouvez manger ce que vous voulez ! Bien sûr, le problème était que je ne voulais rien, tout m'écœurait, même la glace qu'avant cette satanée gélule, j'engloutissais la tête enfouie dans mon congélateur pour échapper au regard moqueur de mon mari. Puis un jour, je pus apprécier à leur juste valeur les prescriptions du fameux docteur : perte de connaissance dans la rue. Je me suis réveillée sur un lit d'hôpital entourée de mon mari et de ma mamma italienne affolée, mais confortée dans l'idée qu'il valait mieux pour elle être grosse qu'hospitalisée. J'appris en rentrant chez moi que mon époux avait mis les gélules, objet du délit, hors d'état de me nuire... chez son avocat. En dépit d'une grave dépression sanctionnée par quinze jours d'hôpital, je réussis à écrire à cette « célébrité » à qui je refuse désormais le titre de docteur :

Monsieur,

Votre traitement de fond de l'obésité par voie homéopathique est une escroquerie. Les troubles dont je suis atteinte aujourd'hui font l'objet d'une plainte. Bien entendu, il n'est plus question de vous apercevoir pour une prochaine consultation de cinq minutes.

J'espère trouver un médecin, un vrai, qui m'aidera à résoudre mon problème de poids.

Veuillez agréer, Monsieur, l'expression de ma colère redoublée.

J. A.

Sa réponse fut courte mais courtoise :

Madame,

Le libre choix de son médecin et de son pharmacien étant un des principes élémentaires de la médecine, je ne peux que vous féliciter de votre choix.

Veuillez agréer, Madame, l'expression de mes sentiments distingués.

Docteur P.

Après ce grave incident, je cessai le combat pour un moment, un moment seulement. Le célèbre charlatan fut mis hors d'état de nuire. J'ose espérer qu'il ne s'est pas réfugié dans un pays lointain où son passé de malfaiteur de l'humanité serait ignoré.

Tout traitement de fond de l'obésité ne passe pas par les solutions de facilité. Nul ne peut prétendre à un amaigrissement définitif s'il continue à se prêter aux trafics de marchands d'orviétan qui exploitent le besoin de maigrir au prix de notre santé. Gélules, pilules, poudres traitent les effets sans s'attaquer aux causes et ne permettent pas d'intégration à la vie sociale. Par les carences qu'elles induisent, ces méthodes nécessitent l'adjonction d'une thérapeutique orale et représentent un réel danger pour les individus menacés ou atteints de pathologies cardio-vasculaires et les diabétiques.

Aucune pilule, aucun substitut vendu à un prix établi en fonction de la demande qui ne cesse de croître, ne pourra remettre en route un hypothalamus* durement malmené par le stress. L'amaigrissement est spectaculaire, certes, la fonte musculaire limitée, c'est sûr, l'effet anorexigène* certain. Et après ? Les statistiques prouvent une reprise pondérale systématique lors de la réalimentation normale, même si elle se fait progressivement, parce que l'on a maigri à très basses calories (environ 600) et que l'on s'est préoccupé de l'aspect esthétique et non de la santé physique et mentale. Chez les sujets ayant des antécédents psychiatriques, il existe un risque d'identification du repas aux bouillies de l'enfance. À méditer avant de se lancer dans cette aventure en pilules et sachets sans l'assistance de médecins du « terrain », les seuls à entreprendre cette démarche après des investigations qui ne se limitent pas à une banale analyse de sang, mais ajoutent un bilan nutritionnel mesurant les taux d'enzymes, de vitamines, de minéraux, d'acides gras essentiels et qui pratiquent ces méthodes en dernier recours pour réduire des obésités rebelles à tout autre traitement. Ils existent, je les ai rencontrés !

A VOLONTÉ !

Andréa, ma seconde fille, 5 ans

« Maman, je suis grande maintenant, ne viens plus me chercher à l'école.

– Pas question !

– Je veux rentrer toute seule, maman !

– Ça suffit maintenant, je vais me fâcher. À cinq ans, on ne se promène pas toute seule dans la rue.

– Moi aussi, je vais me fâcher si tu viens me chercher.

Éclat de rire, je prends ma poupée dans les bras.

– Qu'est-ce qu'il y a mon bébé, dis-moi ?

Elle me caresse le visage, incline les paupières sur ses beaux yeux noirs :

– Tu es belle maman... puis en chuchotant presque... mais tu es grosse...

Cinq ans et demi, elle a vu ça, elle aussi ? Décidément !

– Et alors, si je suis grosse, tu dis que je suis jolie, ça ne te suffit pas ?

– Même Xavier, il a dit : Tatie, elle a le coup d'œil beau, mais elle est grosse ! »

Xavier, mon neveu, cinq ans... je t'aime !

Zut, zut et encore zut ! Si j'ai de beaux yeux... c'est pour mieux vous voir mes enfants, mais si j'ai de belles dents... c'est pour mieux vous mordre !

Et haro sur mes kilos à nouveau ! Que faire ? Quoi faire ? J'ai presque tout essayé. Tiens l'autre jour, la pharmacienne du boulevard Pereire m'a dit : *Pour maigrir, il n'y a qu'une solution : cesser de manger !*

Après tout, il se pourrait qu'elle soit dans le vrai et si j'essayais le repas unique dont on m'a parlé ?

Petit-déjeuner :	café noir, noir, noir
Déjeuner :	café noir, eau à volonté. Hourra ! Plate ou pétillante, la joie !
Dîner :	crudités ou charcuterie « à volonté », viande grillée ou en sauce « à volonté », féculents ou légumes secs « à volonté », fromage « à volonté », entremets ou fruits « à volonté », pain « à volonté », vin « selon consommation habituelle » afin sans

doute que je n'atterrisse pas aux alcooliques anonymes !

Ça valait le coup d'essayer. Allons-y, **à volonté** !

Les auteurs ont seulement oublié de préciser et moi, évidemment de penser qu'un seul repas de ce type pour l'hyperphage* que j'étais, allait apporter bien plus de calories que trois, voire cinq repas normaux ! La motivation liée à cette agape du soir était si forte que je n'entrais pas à la cuisine avant dix-huit heures. La liberté de ce festin unique, attrayante certes, entraîna des troubles du comportement aussi extravagants que le régime. L'attente de ce seul repas exacerbait tant ma faim qu'elle la faisait virer carrément en voracité. J'avais un tel besoin de mastiquer, de croquer, d'établir le contact avec la nourriture que j'engloutissais comme une bête fauve, au grand effarement de mes proches qui se demandaient si je n'avais pas perdu définitivement les notions de « contenu-contenant ». J'ai tenu un mois. Rien gagné, rien perdu sauf à l'arrêt, une boulimie axée principalement sur le sucre, compensation logique à une situation de dérèglement mental avéré. Au bout de trente jours, j'ai abdiqué et sans perdre de temps, d'autres kilos se sont surajoutés aux dix-huit déjà insupportés.

Par son déséquilibre suicidaire, ce régime a entraîné, outre une mauvaise distribution des protéines, un trouble évident du métabolisme des graisses, un encombrement de ma vésicule biliaire et pour coiffer le tout, une distension abdominale certaine. La digestion lente, très lente, fut responsable de mes nuits agitées mais pas dans le sens souhaité par mon époux toujours amoureux de sa « grosse ». En me gavant tous les soirs comme une oie, je l'ai condamné aux Kippours, Carêmes et Ramadans sexuels qui lui ont fait perdre la foi en... mon équilibre mental.

Voilà l'exploit réalisé en seulement trente jours de débilité alimentaire. C'est à la suite de cette grande expérience que j'ai pris une grande décision : celle de ne pas avoir un troisième enfant. Un de plus m'aurait peut-être amenée à faire procéder, in fine, à l'ablation de mon estomac ! Quel bonheur de connaître ses limites, avant d'essayer de les dépasser !

WEIGHT WATCHERS

Bien entendu, Weight Watchers avait sa station dans mon chemin de croix. Je m'y suis inscrite une première fois avenue Parmentier, mes parents habitant à proximité. Animée d'excellentes intentions comme à chaque fois, j'ai fait l'acquisition des différents instruments nécessaires à l'application de la méthode. Arrivée la première, je m'installais au premier rang, attendant impatiemment le début de la séance. L'animatrice souhaita la bienvenue aux nouveaux et sans doute attirée par l'ampleur de mes rondeurs, me questionna sur mon handicap.

Du bout des lèvres, je répondis :

« Oh ! Beaucoup de kilos.

– Mais combien ? insista-t-elle grossièrement.

– Je viens de dire beaucoup, en tout cas suffisamment pour qu'ils fassent l'objet d'un exploit de votre part. »

Vexée par les éclats de rire, elle me tourna le dos aussi sec et jeta son dévolu sur une ancienne adhérente. Cette sous-douée de la communication venait de comprendre que si elle persistait dans son handicap à elle, je ne lui répondrais plus que par monosyllabes. Son dos ? Il était beau, droit, mince, garni en son bas d'un popotin qui n'avait rien de comparable au mien, mon bassin méditerranéen s'étant, lui, transformé en amphore à force d'effets rebonds réitérés. Confortable certes, mais ne correspondant pas du tout, mais pas du tout, aux exigences de la génération du look minceur et de la mode. Bref, elle était très bien faite, parfaitement représentative de la mission qui lui était impartie. L'ancienne, interrogée sur le vécu de sa semaine se lamentait sur son sort, quelques centaines de grammes s'étant inscrits en plus sur la balance. C'est alors, qu'ahurie, il me fut donné d'assister à la plus lamentable séance d'autocritique qui soit. Sanctionnée par des « oh ! » et des « bah ! », la malheureuse fut prise de sanglots irrépressibles. Dépitée par le ridicule de cette bouffonnerie, je me suis demandée un instant si je ne m'étais pas inscrite par erreur à l'école maternelle. Je décidai sur le champ de quitter les lieux, me promettant de ne plus jamais m'y hasarder. Mais il ne faut jamais dire fontaine... En effet, dix années plus tard, une maman d'élève me vanta les mérites d'une animatrice qui excellait et qui, par bonheur, exerçait son magistère à Rueil-Malmaison, où j'habitais. La proximité du lieu m'inclina à tenter l'expérience une seconde fois. Il s'agissait bien d'une surdouée de l'animation. Je lui fais un clin d'œil amical, elle se reconnaîtra. Une fois mes kilos perdus, elle m'encouragea à accepter le poste d'animatrice que l'on me proposait. Après quelques semaines de réflexion, je donnai mon accord à condition que l'on m'épargnât les séances débiles de dépréciation de soi. Mon stage de formation terminé, on me propulsa au Bas-de-Chatou pour essayer de remettre à flot une réunion qui périclitait. Mon premier principe d'animation, compte tenu de mon passage éclair à Parmentier, fut d'ériger l'humour sans dérision en système d'animation. Très vite j'eus la chance d'afficher complet. Je me présentais, compte tenu de mes antécédents, comme une « grosse déguisée en mince », qui considérait qu'elle avait bien plus de mérite à paraître mince que les minces constitutionnelles nées avec un nombril en point de mire et qui vous déshabillent du regard avec mépris, parce que leur patrimoine génétique leur conférerait un droit de regard ciblé sur vos bourrelets. Les rires qui présidaient à ma démarche, la dédramatisation par l'humour, attiraient mes collaboratrices installées dans une pièce contiguë, elles ouvraient discrètement la porte pour assister à mes séances d'amaigrissement-décontraction. Aussi, les compte-rendus d'évaluation, que j'ai conservés en souvenir, portaient souvent la mention « réunion motivante et gaie ». Mon « taux de rétention » était tel et tellement drôle que certaines animatrices rechignaient à me voir les remplacer pendant leurs périodes de vacances comme il était d'usage.

Lors d'une de ces séances de remplacement, une femme très élégante s'avança vers moi en fin de réunion et me demanda quelques minutes d'attention. Elle affichait un air si grave qu'à un moment, je me suis demandée si je n'avais pas commis à son égard quelque maladresse.

« Je me présente, je suis M^e^ X, avocat, je viens vous dire que je suis furieuse.

– Furieuse ? Et pourquoi ?

– Parce que je trouve inadmissible que l'on vende au même tarif la prestation que j'ai habituellement ici et la vôtre aujourd'hui.

– Je ne comprends pas...

– Vous avez un sens pédagogique certain, dites-moi où vous exercez habituellement, je veux adhérer à l'une de vos réunions.

– Pardonnez-moi, déontologiquement je ne peux pas, nous sommes rémunérées au résultat. De toute façon, mes réunions font le plein.

– Bien, dès demain, j'adresse une lettre de protestation à la direction. »

La semaine suivante, je la vis débarquer sourire radieux aux lèvres dans les Hauts-de-Chatou.

Tant d'événements agréables, qui vous mettent en état de reconnaissance positive, ont émaillé mes années de collaboration à Weight Watchers, que de toutes mes expériences en amaigrissement, c'est bien la seule qu'il ne m'ait jamais été donné de regretter. Loin de moi donc l'idée de jouer les censeurs. Aujourd'hui encore, je reste convaincue qu'il s'agissait bien de la seule méthode qui interpellait l'individu à la fois sur l'aliment et les comportements. Mais effleurer ces sujets ne suffit pas à pérenniser un résultat, surtout après un régime à basses calories et qui, de surcroît, ne faisait pas la différence entre « aliments vivants » et « aliments morts ».

Outre l'intérêt réel pour la diététique qu'elle a éveillé en moi, cette expérience a fortement contribué à m'aider à recenser les fautes à ne pas commettre lorsqu'il s'est agi pour moi d'élaborer mon concept holistique.

Ainsi, au fil des années, j'ai pu identifier les causes de ces récidives qui se matérialisaient par des réinscriptions systématiques, deux à trois fois par an. La première étant le faible apport calorique compte tenu des besoins. On sait aujourd'hui que ces régimes ont atteint leurs limites. Fulgurants à court terme, ils ne laissent aucune chance à long terme de maintenir un tour de taille constant, même s'ils sont parfaitement équilibrés comme c'était le cas. À l'élargissement du programme, le regain pondéral est presque toujours majoré.

Pour maintenir le poids idéal que leurs barêmes ont déterminé, sans tenir compte de la masse osseuse et musculaire, je me suis flagellée pendant trois ans à 1 000 calories par jour, contrairement à certaines animatrices qui s'imposaient des régimes spartiates avant la réunion de personnel au cours de laquelle on nous pesait et qui s'empiffraient dès le lendemain.

À ceux qui ont établi ces principes et qui ont hérité d'une minceur constitutionnelle, celle qui autorise les outrances passagères, je serais tentée de demander s'ils pourraient se passer indéfiniment de ce qui fait les délices de leur palais. Sincèrement, je crois que non. Eh bien, moi je l'ai fait. J'ai tenu plus de trois ans. Les carences induites par ce régime restrictif sur une longue durée ont sérieusement altéré ma santé.

Autre élément de réflexion : le programme alimentaire standard dont l'aspect brut court-circuite toute individualisation. À l'époque, il s'agissait bien d'un programme « pour tous ». Je ne sais si cela a changé. D'expérience, j'ai appris que **chaque cas est un cas unique qui mérite d'être traité comme tel**. Il m'arrive parfois de modifier un programme plusieurs semaines de suite en fonction du résultat ou des circonstances : voyages ou vacances par exemple.

Les séances de pesée constituaient pour certaines un supplice et leur faisaient accuser une notion d'échec dont elles n'étaient pas responsables. Ainsi se développait une névrose de culpabilité par rapport aux éléments qui avaient perdu du poids. Certaines m'ont confié qu'en quittant leur réunion, elles se ruaient sur les choux à la crème de la pâtisserie d'à côté puis se faisaient vomir.

La dynamique de groupe ne dynamise en aucun cas les sujets individualistes, ceux qui n'acceptent pas d'exposer publiquement leurs problèmes personnels, conflictuels ou relationnels même s'ils sont identiques à ceux du groupe qui les a intégrés. À ceux-là, avait-on la liberté de dire que la méthode ne leur convenait pas ? Au contraire, on nous forçait à relancer, relancer. Non ! Toute démarche en amaigrissement exige une adhésion personnelle et ne peut faire l'objet d'une attraction marketing sous forme de relance épistolaire.

Les menus préétablis, délivrés chaque semaine, étaient-ils compatibles avec une prise en charge personnelle nécessaire au passage du statut d'assisté à celui d'adulte responsable de ses choix ? J'explique, j'implique, mais je ne délivre jamais de menus et pourtant on maigrit, on maigrit parce que l'on décide de ne plus être le figurant dans le scénario de son amaigrissement mais l'acteur principal. C'est cela maigrir libre, sans dépendance.

Parce que je ne pouvais plus défendre un programme et une méthode auxquels je ne croyais plus, parce que trop de larmes ont coulé sous mes yeux attristés, parce que déontologiquement interpellée par tant d'éléments de réflexion, à la stupeur générale, j'ai démissionné, avec la certitude, cependant, qu'un jour je donnerais une autre dimension à la démarche des déçus de l'amaigrissement qui feraient confiance à mon concept. Avec humour ! Plus jamais avec les larmes qui obscurcissent le regard mais avec l'enthousiasme du savoir et le développement des aptitudes au changement. Je les écouterai individuellement et les aiderai à débusquer la magie que chacun a en soi lorsqu'il s'agit de maigrir en découvrant sa vérité. Ainsi, ils construiront leur silhouette sur de solides fondations et non sur des sables mouvants.

En dépit de la reconnaissance que je dois à cette expérience, je n'en serai pas, comme il me l'a été demandé, « l'ardent défenseur » mais tout de même le défenseur car malgré les limites qu'impose cette structure gigantesque, elle convient à certains sujets qui se retrouvent seuls face à leur obésité, leur entourage de proximité ne comprenant pas qu'ils souffrent. La réunion leur servira de substitut familial si et seulement si, l'animatrice sait créer une inter-relation entre les individus et n'accepte jamais de critiques, de rires ou de mimiques qui n'ont pas lieu d'être. Pour ce qui le concerne, tout individu peut faire, dire et juger sans se déprécier. Venant d'un tiers, le propos est culpabilisant, voire avilissant.

HÔPITAL PARISIEN

Animatrice à Weight Watchers, je luttais à moins de mille calories par jour, mille deux cents les jours fastes, pour maintenir le poids idéal déterminé par leurs barêmes, lorsque l'idée me vint de solliciter l'aide d'un professeur de nutrition. Après tout, le bon Dieu avait-il, peut-être, le pouvoir de faire mieux que ses saints : les médecins.

« Madame, vous êtes née avec les gènes de l'obésité, il va falloir apprendre à vivre avec.

– Comment ?

– Vous serez toute votre vie en lutte contre vos kilos et vous ne parviendrez jamais à vous stabiliser.

Cette profession de foi obscurantiste eut lieu dans un hôpital parisien réputé pour son service de nutrition.

– Monsieur le Professeur, si je comprends bien, votre solution à mon problème consiste à accepter une fatalité à laquelle je m'oppose depuis des lunes.

– Oui, madame, je suis désolé de vous le dire avec brutalité.

– Brutalité ou pas, je refuse de me conformer à cette mentalité, je n'abdiquerai jamais.

– Je ne peux pas grand-chose pour vous.

– Vous pouvez pour qui alors ? À quoi sert votre service ?

– À faire maigrir ceux qui n'ont pas accumulé des années d'erreurs en confiant leur santé à d'anciens obèses qui n'ont pas vocation à prendre en charge la santé de leurs contemporains. Je ne veux pas faire de corporatisme mais, à force de permissivité, de libéralisme, je vois chaque semaine des gens qui, comme vous, viennent se plaindre d'avoir perdu un temps précieux pour la bonne raison que l'on ne peut pas raisonnablement proposer un régime personnalisé dans une technique de groupe. Il faut auparavant établir un bilan de consommation diététique, puis corriger l'alimentation de façon singulière, personnelle. Et même s'il y a des copains de régime, comme il y a des copains de régiment, on ne peut pas faire n'importe quoi.

– Monsieur le professeur, de cet entretien, je compte tirer différents enseignements. Dès à présent, j'entame des études de nutrition afin de construire ma propre solution.

– Bon courage madame, si vous avez des dons d'alpiniste, car votre projet nécessite l'acquisition d'une montagne de connaissances. Si vous réussissez, faites-le moi savoir. »

À cet instant précis, je compris un peu tard, hélas, que toute solution qui n'émanerait pas de moi constituerait désormais une allergie à mon mental. Curieusement, au lieu de réagir par une stupeur léthargique à l'attitude d'un professeur dont j'attendais autre chose qu'un constat d'échec, ma réaction fut galvanique. Je descendis les étages à la vitesse d'un ascenseur pour quitter au plus vite ce lieu en criant comme si j'étais seule dans ce labyrinthe : « Monsieur le professeur, un jour je vous ferai savoir qu'aujourd'hui vous m'avez donné une leçon de non-abdication. »

Je fonçai immédiatement en direction d'une grande librairie dont j'étais une habituée en maugréant « un jour je vous ferai connaître ma réussite et celle de tous ceux qu'elle entraînera ».

Aujourd'hui, je lui rends grâce car c'est à sa réaction que je dois la mienne, salvatrice. C'est lui et lui seul qui a su aiguillonner mon instinct de vie et non de survie.

À lui, je dédie ma victoire.

Arrivée à la librairie, je fis main basse sur tous les documents susceptibles de répondre à mes premières interrogations. Une masse de livres dans les bras, je rentrai chez moi, fermement décidée à me mettre au travail. Je commençai par demander à mon mari de m'aider en acceptant ma mise en disponibilité... passagère, évidemment. Il me promit, comme à chaque fois, aide et assistance.

Deux mille cinq cents heures de travail personnel, de stages, de conférences furent nécessaires à la découverte de la chimie des aliments, leurs apports nutritionnels, leurs rôles dans l'organisme et leurs pouvoirs préventifs ou pharmacologiques. Équilibre alimentaire, acides, bases, vitamines, minéraux, ferments, cellule, digestion, assimilation, évacuation... J'assimilais à une telle vitesse que soudain tous les impossibles me parurent possibles. Convaincue de l'idée que, durant tant d'années, je m'étais épuisée en de vains combats, mon courage décuplait. Il fallait arrêter l'errance, ce combat serait le dernier. Cette étude fut complétée par une analyse systématique de toutes les expériences récentes réalisées dans les grandes universités mondiales à partir des aliments. Ce travail passionnant, que j'effectue toujours et qui implique la notion d'involution constante de l'information, celle qui conduit de l'hétérogénéité à l'homogénéité et de la pluralité à l'unité, m'a permis de mettre le doigt sur ce qu'il est essentiel de savoir pour l'obtention d'un amaigrissement durable et de qualité. À la suite de quoi, j'ai disséqué les dix-sept régimes expérimentés à mes dépens et qui n'ont toujours donné que des résultats éphémères. J'ai analysé le « quoi » et le « pourquoi » de chacun d'eux. En quoi consistait-il, pourquoi s'était-il soldé par un échec ? Ayant ainsi identifié en connaissance et non plus en ignorance de cause, leurs erreurs, leurs carences, leurs lacunes, j'ai pu tirer un enseignement de chaque expérience. Mes conclusions furent édifiantes :

- Tous ces régimes étaient établis à basses ou très basses calories sauf pour le repas unique.
- La majorité d'entre eux avait été élaborée dans l'ignorance et le mépris total des besoins physiologiques de mon corps.
- Aucun d'entre eux n'avait été suivi d'un réel programme de stabilisation.

- Dernière conclusion et non des moindres, si je persistais en exploitant toutes ces imbécillités pour élaborer un programme alimentaire et une méthode de rééducation sensés, j'avais d'énormes chances de réaliser l'exploit : maigrir définitivement et faire un pied de nez aux gènes de l'obésité.

C'est précisément ce que j'ai fait !

André Malraux : *Toute victoire qui n'aide personne est absurde*

Ainsi confrontée à « l'inopérance » de 17 méthodes qui ont constitué des insultes permanentes à mon équilibre global et qui se sont soldées par des fiascos retentissants pendant vingt ans, je me suis mise en état de créer. La maturité acquise par cette guerre sans relâche a contribué à l'élaboration d'un concept où l'homme est « premier » et qui intègre le traitement de la forme, des formes, du fond, de l'interne et de l'externe par l'acquisition de savoir-faire fondamentaux et ce, sans négliger la dimension des émotions.

Si je ne suis pas en mesure de modifier les QI (quotients intellectuels), j'ai prouvé en dix années d'exercice mon aptitude à modifier les QE (quotients émotionnels) dans le sens d'une bonne gestion des émotions. Celle qui permet de reconnaître, de dépasser, de rebondir, de ne plus se poser en victime mais de trouver des éléments positifs dans tout ce qui arrive. Je suis en mesure aujourd'hui d'affirmer que le corps médical, à un très haut niveau, en a validé l'approche car, passée la question de mode de printemps dont tout le monde se sert à l'instar du monstre du Loch Ness, les effets de ma méthode perdurent parce qu'elle dégage la magie que chacun a en soi lorsqu'il s'agit de concrétiser une idée majeure : faire mentir ceux qui prônent la fatalité de l'obésité par la démarche holistique, force agissant sur l'homme total, dans son intégralité physique, mentale, intellectuelle, émotionnelle et spirituelle.

Physique : en sollicitant la force vitale afin qu'elle s'exprime par l'adéquation de l'aliment avec les besoins physiologiques déterminés par l'âge, le sexe, l'hérédité, l'environnement familial, social et climatique. Ceci en tenant compte des influences dégradantes, de la pollution, de la falsification des aliments, le tout générateur de troubles métaboliques et d'angoisse.

L'hygiène vitale sera notre arme absolue contre ces attaques venues de l'extérieur.

Mentale : en procédant au décrassage psychologique par l'évacuation des introjects parentaux qui font écho dans notre champ de conscience en suggérant des idées fixes subconscientes. Idées auxquelles on obéit par des pulsions se réalisant en troubles du comportement alimentaire. Identifier l'idée fixe, l'anéantir, lui substituer l'idée opposée, permet de modifier l'inconscient psychologique dans le sens de la réussite définitive.

Agir sur les poisons mentaux lésionnels sera notre première intervention.

Intellectuelle : pour comprendre comment se construit une pensée positive en partant de l'image à l'idée, de l'idée au jugement, du jugement à l'opinion, de l'opinion au raisonnement, cycle renouvelé constamment, même pendant le sommeil et dont l'équilibre véhiculera des pensées saines, sereines, qui ne s'entrechoqueront plus.

Émotionnelle : afin d'atténuer l'émotivité excessive de l'obèse face au stress : tension intérieure venant de l'extérieur. Inhérent à la condition humaine de ce siècle qui impose des schémas d'existence électrisants, nous ne pouvons l'éviter mais nous pouvons lui opposer l'élévation de notre seuil de résistance. Pour cela, nous devons apprendre à le reconnaître, à connaître ses manifestations et surtout à détecter nos stresseurs pour les neutraliser avant qu'ils ne déstabilisent notre moi profond en déréglant nos fonctions organiques.

Nous rechargerons nos accus nerveux, non comme le font les dix millions de Français angoissés, troublés, nerveux, désorientés qui chaque soir, absorbent des substances chimiques traitant ainsi l'effet sans considérer la cause, mais en connectant par des techniques de relaxation associées à des suggestions positives, nos propres énergies aux vibrations cosmiques. Le tout assurant une rétroaction dynamique qui se communiquera à tout l'organisme.

Spirituelle : en se laissant volontairement pénétrer par la conscience supérieure qui, de sa puissance, nous délivrera des griffes de la dépendance. Encore faut-il admettre que la création n'est pas la résultante d'un quelconque accident physico-chimique. Et même si l'on adhère aux théories de l'origine des espèces et de l'évolution de Charles Darwin, elles n'excluent pas qu'il existerait bien une finalité commune entre l'homme et l'univers. Pas facile dans une société à dominance cartésienne, qui pousse l'individu à se tailler des dieux de substitution : pouvoirs, avoirs, domination, compétition, rendement, production, au prix de vertiges existentiels et dans laquelle l'insupportabilité d'autrui, en favorisant individualisme et isolement, affecte l'être dans son équilibre global au lieu de l'aider à développer ses talents au service de l'humanité.

L'amaigrissement holistique, en touchant à l'essentiel, touche les cœurs de ceux qui ont perdu leur conscience spirituelle et, avec elle, hélas, la charge d'espoirs dont elle était porteuse. Ainsi, les boulimiques, jusque-là déserteurs, ont par ce processus de maturation psycho-spirituelle, guéri de leurs névroses. En captant cette énergie, il se sont laissés tirer vers le haut et sont parvenus en quelques mois seulement à évacuer leurs peurs, leurs angoisses, leurs doutes, leur culpabilité. Ils ont échangé par ce biais un visage figé et un regard embué contre un visage pacifié et un nouveau regard sur le monde. Et leur sourire retrouvé, expression tangible d'une communion invisible instaurée entre eux et l'univers, a signé la restauration de l'unité de leur être en éveillant les potentiels endormis et en activant la naissance de nouveaux espoirs par le savoir. Mais s'il est donné à beaucoup la faculté de le transmettre, il n'est donné qu'à quelques-uns, hélas ! celle de maintenir la motivation constante en mettant les principes en paroles. La parole, instrument de la relation d'aide, la parole qui s'oppose à la violence du silence qui enferme, la parole qui, par sa force d'interpellation, rencontre l'être ici et maintenant, la parole qui tranche, qui fait irruption, qui atteint les lignes de fracture, qui engage au combat contre les forces du mal pénétrantes. La parole qui bouleverse au point que le candidat à l'amaigrissement n'a plus qu'une seule option : faire écho à la parole par l'acte souverain.

Je réussirai !

Balzac

J'aimerais que chacun comprenne
qu'il ne peut compter que sur lui-même,
qu'il est responsable de sa personne,
que le corps dont il dispose doit être géré
comme n'importe quel autre bien.

Docteur Catherine Kousmine

RÉFLEXION THÉORIQUE QUI A PRÉSIDÉ À L'ÉLABORATION DU PROGRAMME ALIMENTAIRE

« Malheureusement, la plupart des gens, saisis par l'anxiété et influencés par la publicité dans les journaux et sur les ondes, s'imaginent que la santé est une denrée qui est délivrée en flacon et ils oublient, s'ils l'ont jamais su, que la santé s'obtient en obéissant aux lois clairement définies de la nature. »

Dr Henri Bieler
« Les aliments sont vos remèdes »

ACTION DU PROGRAMME ALIMENTAIRE SUR LE MÉTABOLISME

Si l'organisme a un besoin vital des trois éléments énergétiques : les glucides (sucres), les lipides (graisses) et les protides (protéines), il a aussi besoin de substances actives, les vitamines et les minéraux, qui lui permettent de les utiliser afin d'accélérer l'ensemble des réactions chimiques : le métabolisme, processus par lequel les éléments nutritionnels sont transformés en produits chimiques destinés à subvenir aux besoins organiques. Il se termine par une libération d'énergie et se mesure, soit par la quantité d'oxygène utilisée, soit par la quantité d'énergie produite. Il est modifié par l'activité physique et hormonale, l'âge, le sexe et le mental. Si les vitamines accélèrent les réactions, les minéraux en sont les facteurs d'utilisation. Contrairement aux vitamines D, B3 et K que nous fabriquons partiellement, les autres vitamines ne sont pas synthétisées par l'organisme. Elles doivent être fournies par les aliments. Une carence chronique interrompt les réactions, ralentit le métabolisme et, par voie de conséquence, l'amaigrissement en favorisant des troubles spécifiques liés à l'absence de chacun d'eux.

Effets de carence en vitamines et minéraux

Vitamine A : Vision nocturne difficile, sécheresse des yeux, des cheveux, troubles de la peau qui devient rugueuse, baisse de l'immunité.

Vitamine B1 : Troubles d'apparition insidieuse, fati-

	gue, inappétence, insomnie, lourdeur ou raideur des jambes.
Vitamine B2 :	Lésions de la peau, des muqueuses, des yeux, hypersensibilité à la lumière (photophobie).
Vitamine B3 :	Troubles cutanés, troubles digestifs, troubles psychiques, confusion mentale, migraines, dépression.
Vitamine B5 :	Troubles du métabolisme des 3 nutriments (glucides, lipides, protides).
Vitamine B6 :	Convulsions chez les nourrissons, anémie, dermite ou séborrhée, troubles neurologiques.
Vitamines B8 :	Vomissements, inappétence, chute de cheveux, dermite, troubles neurologiques.
Vitamine B9 :	La carence est plus fréquente que pour toutes les autres vitamines hydrosolubles (solubles dans l'eau), fatigue, anémie, irritabilité, insomnie, troubles neurologiques et psychiques.
Vitamine B12 :	Inappétence, anémie, douleurs de la langue, irritabilité, troubles de la mémoire, troubles neurologiques, états dépressifs.
Vitamine C :	Fatigue, hémorragies gingivales, déchaussements dentaires, hématomes, douleurs dorsales et articulaires, vieillissement prématuré, constipation.
Vitamine D :	Fatigue, rachitisme, fractures, ostéoporose, arthrite.
Vitamine E :	Épuisement musculaire, vieillissement prématuré, troubles de la peau, chute

	de cheveux, troubles cardiaques, anémie, cataracte.
Calcium :	Rachitisme, atrophie musculaire, ostéoporose, palpitations, nervosité.
Magnésium :	Faiblesse, inappétence, douleurs osseuses, manque de concentration, déséquilibre nerveux.
Fer :	Anémie, faiblesse, inappétence, peau sèche ou craquelée, crevasses aux coins des lèvres, nervosité, manque de concentration, ongles cassants, chute de cheveux.
Zinc :	Troubles de la croissance, fatigue excessive, réflexes amoindris, atrophie testiculaire, impuissance organique, stérilité, maladies cardio-vasculaires, faiblesse des défenses.
Sélénium :	Vieillissement prématuré, stérilité, infections, os et articulations douloureux.
Cuivre :	Diarrhée, infections, difficultés respiratoires, anémie, grisonnement prématuré des cheveux, troubles digestifs, anomalies dans la structure de l'élastine et du collagène.
Iode :	Frissonnements, obésité, troubles de croissance, diminution de la production d'hormone thyroïdienne.

La suppression des drogues (tabac, alcool, sucre, café) associée à une alimentation saine et diversifiée suffit à fournir vitamines et minéraux en quantité nécessaire et suffisante et devrait dispenser des dépenses inutiles que fait le consommateur manipulé en se ruant sur les pilules qui pullulent à portée de main dans les supermarchés, laissant croire que la santé s'achète en capsules.

Self-service et ses sévices: sans connaissance des dosages nécessaires et de l'évaluation d'une déficience ou d'une carence, des apports excessifs peuvent entraîner une intoxication morbide: hypervitaminose, responsable de troubles encore plus nets et plus graves qu'une carence, allant même jusqu'à une augmentation sensible du volume du foie. À quand la décision des pouvoirs publics que les épiciers vendent des épices et les pharmaciens les produits qu'ils connaissent pour avoir étudié leurs fonctions dans l'organisme à notre intention?

Le programme alimentaire fournira, sous leur forme naturelle, les vitamines et les minéraux nécessaires à l'activité métabolique à partir des aliments pourvoyeurs de ces substances précieuses: les aliments vivants. Il exclura leur pillage par les aliments falsifiés à coups d'ajouts ou retraits: les aliments morts, ceux-là même qui, ne possédant pas les substances nécessaires à leur assimilation, nous dépouillent de nos réserves pour se faire accepter.

Halte au hold-up: un check-up réalisé à la demande d'un médecin constituera un test d'équilibre ou de carence. Un complément en vitamines et en minéraux déficients, prescrit par lui, une correction des erreurs alimentaires évitera les troubles que l'on attribue à des défaillances organiques alors qu'ils ne sont dus qu'à des automédications hasardeuses.

ACTION DU PROGRAMME ALIMENTAIRE SUR LE TERRAIN ENZYMATIQUE

Le « terrain » est constitué par les liquides organiques dans lesquels baignent les cellules (sang, lymphe, sérum cellulaire). Ils composent 70 % environ du poids corporel. Pour favoriser l'amaigrissement, un terrain doit drainer et non engorger en activant l'action des enzymes, protéines élaborées par des cellules vivantes et qui accomplissent les réactions. Elles ont besoin d'activateurs : vitamines et minéraux. Une carence chronique empêche les enzymes d'achever les réactions, elles ralentissent ou se bloquent. Apparaissent alors des produits intermédiaires dont la présence est néfaste. Si ces déchets ne sont pas évacués, les liquides épaississent, circulent lentement, la cellule étouffe parce que l'oxygène et les nutriments sont mal véhiculés.

L'unité de mesure du taux d'acidité, de neutralité ou d'alcalinité est le pH, potentiel hydrogène. L'acidité d'une solution est fonction de sa concentration en ions H^+ (hydrogène). Plus la concentration en acides est élevée plus le chiffre baisse en dessous de 7. L'échelle de mesure s'étend de 0,1 à 14, le chiffre 7 indiquant un pH neutre.. Un pH à 4, que je constate hélas bien souvent, signifie que l'acidité a augmenté mille fois et que cet état, susceptible de favoriser l'émergence d'une maladie ou de déclencher les mécanismes de sénescence, nécessite un contrôle médical sans délai et une correction de l'alimentation.

Du point de vue comportemental, j'interviens afin que mes clients apprennent à vérifier que leur système de voirie fonctionne correctement. Ils doivent contrôler leur pH deux fois par jour, une semaine par mois, en immergeant une bandelette test dans la deuxième urine du matin et l'urine du soir. En comparant les couleurs obtenues avec celles figurant sur l'échelle de l'emballage, ils seront éclairés sur leur pH. Ces bandelettes sont vendues en pharmacies et en boutiques de santé.

J'attire l'attention sur l'inutilité insoupçonnée de tout programme alimentaire qui ne se préoccuperait pas du terrain sur lequel il agit, d'autant plus que pour le gros, il est souvent miné !

Le germe n'est rien, le terrain est tout.

Pasteur

ACTION DU PROGRAMME ALIMENTAIRE SUR LA MUQUEUSE ET L'ÉQUILIBRE INTESTINAL

La muqueuse intestinale est revêtue d'une couche cellulaire qui se reconstitue toutes les 48 heures. Cette reconstitution nécessite un apport quotidien de graisses riches en acides gras essentiels. Sans cet apport, la muqueuse devient poreuse et perméable aux agents toxiques pathogènes, l'intestin étant un foyer permanent. Sur leur passage, microbes et toxines détruisent les vitamines et les minéraux nécessaires à l'accélération du métabolisme.

Pour l'homme, les principaux acides gras sont l'acide oléique, l'acide linoléique et l'acide alpha linolénique. Ils seront fournis par les graines oléagineuses, les céréales complètes, la chair grasse des poissons et les huiles de première pression à froid savamment sélectionnées.

Les acides gras essentiels interviennent dans le métabolisme des lipides. Ils épurent le cholestérol LDL (le mauvais), augmentent le taux de cholestérol HDL (le bon) et réduisent le taux de triglycérides. Ces modifications vitales dues à leur action, préviennent les maladies cardio-vasculaires dont les obèses sont menacés, parce que les acides gras saturés (graisses animales) qu'ils consomment en excès donnent des ordres contradictoires.

L'apport en lipides doit constituer 30 % de la ration calorique globale : 20 % en acides gras mono et polyinsaturés, 10 % en acides gras saturés qui seront fournis par la graisse de constitution des viandes maigres et les huiles de première pression à froid qui en contiennent un peu.

Le respect du programme alimentaire assurera l'étanchéité de la muqueuse intestinale, évitant ainsi les feux d'artifices pathologiques et le vieillissement.

L'équilibre intestinal sera, lui, assuré par un apport massif de germes revivifiés qui participent à la reconstitution de l'épithélium, tissu de recouvrement de la surface et des cavités de l'intestin. Lorsque l'alimentation a été anarchique, l'épithélium tombe en lambeaux, les matières au passage se déposent entre les villosités. De nouvelles bactéries se développent, entraînant une fermentation qui compromet l'activité du système immunitaire.

L'intoxication intestinale est la principale cause du vieillissement des individus.

Joseph Favier

ACTION DU PROGRAMME ALIMENTAIRE SUR LE TEMPS DE DIGESTION

La digestibilité d'un aliment est liée à la vitesse de son fractionnement par les sucs digestifs et de sa désintégration au niveau de l'intestin, avant son passage dans le flux sanguin. Pour que le rapport entre la quantité d'aliments absorbés et la quantité digérée par l'organisme soit favorable à l'amaigrissement, le temps de vidange gastrique (TVG) sera contrôlé par une alimentation sensée.

Un TVG transformé en TGV procure l'envahissement de l'intestin. Si le temps de vidange gastrique est ralenti, il ralentira par voie de conséquence la glycémie, la distribution des nutriments dans le sang sera beaucoup plus efficace. Par contre, si le TVG dure des lustres, les aliments ne seront pas digérés mais putréfiés.

Le programme alimentaire exclura tous les aliments qui ralentissent exagérément le TVG : les aliments trop riches en graisses saturées, les aliments frits, ceux sucrés artificiellement, ou ceux dont un grand nombre d'individus ne fabriquent pas l'enzyme nécessaire à leur digestion, comme la lactase pour le lait ou la galactosidase pour les légumes secs. Il exclura également les combinaisons alimentaires indigestes telles le mélange de différents aliments protéinés ou les fruits crus en fin de repas, sauf la pomme et la papaye.

Après la vidange gastrique, deux heures de repos absolu, sans qu'aucun solide soit ingéré, seront nécessaires à l'estomac pour qu'il fabrique les enzymes qui interviendront à la digestion suivante. Si cette règle de

« trois heures + deux heures » n'est pas respectée, le métabolisme n'assurera pas son plein rendement. De toute façon, si le repas précédent a apporté en quantité nécessaire les aliments qui fournissent les trois principes énergétiques : glucides, lipides et protides, aucun besoin alimentaire ne se manifestera avant cinq heures de délai.

Maigrir en ignorant cette règle essentielle de biologie alimentaire fera de nouveau tomber dans les travers qui ont fait de nous des gros.

Danièle Starenkyj dans son livre document, *Le Mal du Sucre*, relate une expérience réalisée aux États-Unis : au cours d'une étude, on a donné à des infirmières en bonne santé un petit-déjeuner normal à sept heures trente du matin. On y a ajouté du baryum afin d'augmenter la sensibilité aux rayons X. On leur donna aussi quatre bonbons fondants à consommer à neuf heures, onze heures, quatorze heures et seize heures. Les rayons X montrèrent que le petit-déjeuner neuf heures et treize heures plus tard était encore dans les estomacs. **La veille, sans les bonbons, le même petit-déjeuner fut complètement digéré en quatre heures !**

ACTION DU PROGRAMME ALIMENTAIRE SUR LA GLYCÉMIE

Le glucose est le sucre que le sang véhicule jusqu'à la cellule pour la nourrir et dont il est le combustible majeur. Sans lui, toute vie cellulaire est impossible, c'est la famine : pas d'élaboration de protéines, constituants de toute matière première, pas de fabrication d'enzymes, ferments intervenant dans les fonctions vitales : battements du cœur, mouvements respiratoires, activité cérébrale, évacuation des toxines.

Pour que la concentration de glucose dans le sang se maintienne à un taux normal, l'approvisionnement doit se faire lentement, seconde après seconde, presque goutte à goutte. C'est loin d'être le cas lorsque nous consommons du sucre de table ou tout aliment qui en contient (sodas, confiseries, pâtisseries, glaces, sorbets), des farines blanches, des fécules de pommes de terre ou de maïs, des céréales blutées. Leur passage dans le sang augmente dangereusement la glycémie, malgré le système de régulation très sophistiqué que nous possédons et dans lequel intervient l'insuline, hormone élaborée par les cellules du pancréas. L'une de ses fonctions essentielles est de ramener le taux aux normes, coûte que coûte, ce coût étant dans un premier temps, une chute critique en dessous de un gramme, chute qui expose le candidat à l'amaigrissement aux grignotages permanents. S'installe alors la spirale infernale : hyperglycémie (ascension du taux), hypoglycémie (chute en dessous du seuil de tolérance), demande de sucre, satisfaction de la demande au prix d'une nouvelle misère. L'insuline, avec le concours des surrénales, ramènera le taux à 1 gramme en mettant l'excédent en réserve sous forme de graisse. **D'où son retentissement profond sur la perte ou la prise de poids.**

Le programme alimentaire assurera donc une régulation de la glycémie par un apport glucidique correspondant seulement aux besoins organiques : 55 % de l'apport calorique global, dont 45 % en sucres à absorption lente et 10 % en sucres à absorption rapide. Ces derniers ne seront fournis que par le fructose des fruits, sans quoi surviendront des désordres combinés du foie et des glandes surrénales. Le pancréas sollicité à outrance donnera des signes de faiblesse, il ne fournira pas à temps ou pas suffisamment l'insuline nécessaire, signe annonciateur en cas d'acharnement de la panne sèche, donc du diabète.

Le passage de l'hypoglycémie à l'hyperglycémie se fait sournoisement pendant dix à quinze ans. Mais si l'obésité est réduite aux aguets par une alimentation contrôlée, la fatalité du diabète sera écartée.

Douze millions d'Américains sont concernés, six millions l'ignorent !

La diététique sera la première arme thérapeutique à essayer dans l'hypoglycémie fonctionnelle et souvent elle suffit à elle seule.

Manuel de diététique
Jean Lederer

LUTTE, LE CAS ÉCHÉANT, CONTRE LA CANDIDOSE CHRONIQUE

Le Candida Albicans est un champignon microscopique qui colonise les muqueuses du tractus digestif sans provoquer de perturbations dans ses fonctions. Mais chez les sujets prédisposés à l'obésité et dont le système immunitaire est affaibli par carences minérales et vitaminiques, il se multiplie, devient pathogène en sécrétant 79 toxines connues !

Divers troubles s'installent alors, dont celui de la

glycémie avec appétence pour le sucre et le pain. Il y a alors risque sérieux de blocage du processus d'amaigrissement.

En cas de doutes révélés par le questionnaire préalable, des investigations en vue de dépistage seront entreprises par un médecin. Après quoi, la stratégie alimentaire « anti-Candida-interférant » sera mise en place en association avec le traitement médical et le sujet maigrira.

ACTION DU PROGRAMME ALIMENTAIRE SUR L'APPORT CALORIQUE

Le programme alimentaire sera « normo-calorique », c'est-à-dire qu'il fournira le nombre de calories nécessaire au fonctionnement « normal » de l'organisme. Environ 1 700 calories pour les femmes sédentaires, 2 000 pour les sportives, 2 700 pour les hommes sédentaires et 3 000 pour les sportifs. Comme par hasard, ils sont tous sédentaires, rares sont les gros sportifs !

Le corps d'un adulte de 65 kg normalement constitué contient :

- 40 kg de liquides organiques
- 1 kg de glucides (sucres)
- 9 kg de lipides (graisses)
- 11 kg de protides (protéines)
- 4 kg de sels minéraux

Pour que ces éléments vitaux agissent en synergie les uns par rapport aux autres et remplissent leurs fonctions correctement, ces proportions doivent être obtenues par un amaigrissement de qualité qui favorise la masse musculaire aux dépens de la masse graisseuse. Mais assurer un apport calorique suffisant ne signifie rien si ces calories ne sont pas sélectionnées. En effet, **cinq cents calories en chocolat ou cinq cents calories en viande maigre n'auront pas le même impact sur la silhouette.**

Des trois nutriments énergétiques, glucides, lipides, protides qui doivent être fournis par une alimentation saine et variée, seules les protéines maigres peuvent être surconsommées puisque leur assimilation nécessite une dépense énergétique supérieure à l'apport. En cas de surconsommation, elles ne se transforment pas en graisse comme les glucides et les lipides.

Les protéines sont doublement intéressantes dans un programme d'amaigrissement car elles agissent en coupe-faim. Constituants des muscles, **l'amaigrissement sera donc «musclé»**. Dès l'obtention de la silhouette désirée, qui ne sera pas une ombre fugitive mais une réalité qui va perdurer, la consommation de protéines sera pondérée. En attendant, leur surconsommation ne se fera pas sans précautions pour de multiples raisons:

1. Leur métabolisme entraîne des résidus toxiques: urée, acide urique, azote. Pour contrebalancer cet inconvénient, deux litres de liquides seront consommés tous les jours. Ainsi, leur élimination sera assurée par les reins sans entraîner de modifications, ni dans leur structure, ni dans leurs fonctions.

2. Les aliments protéinés ne fournissent pas de fibres. Ils seront donc toujours accompagnés de légumes riches en fibres et de pain semi-complet (pain bis) ou équivalent.

À ceux de mes clients qui se plaignent d'avoir trop à

manger, comparativement à leurs expériences « affamantes », ma réponse reste toujours la même : l'apport calorique ne se négocie pas, car il y a un seuil en dessous duquel les besoins en vitamines et minéraux établis en fonction des dépenses et de la physiologie de chacun ne sont plus couverts. Cela a été démontré chez les femmes ayant fait des régimes à basses calories, mais aussi chez les personnes âgées, en institution.

LES DIX PILIERS DE LA MÉTHODE

Il vaut mieux ne pas réfléchir du tout,
que de ne pas réfléchir assez.

Tristan Bernard

CONTRÔLE MÉDICAL OBLIGATOIRE

Fasse le ciel que chacun exerce le métier qu'il connaît.

Aristophane

Même si j'en sais beaucoup sur la carotte et le navet, le filet et le contre-filet, la paella et le cassoulet, même si j'en sais autant sur la chimie des aliments et la logique des comportements, cela ne me confère en rien les compétences d'un médecin. Avec seulement des appétences, je m'en tiens à ce que je sais faire : synthétiser les informations tirées des travaux de scientifiques qui ont éclairé le champ multidimensionnel de la nutrition et me fier à mon intuition pour faire échapper ceux qui me suivent à l'abîme des régimes alternatifs. Je corrige par la pharmacologie alimentaire les désordres occasionnés par leur surpoids. Et ça marche. Ainsi, j'ai pu aider des clientes qui se faisaient vomir huit à dix fois par jour à se libérer de leur boulimie en quelques mois, j'ai fait cesser sous contrôle médical l'insulino-dépendance à des diabétiques, fait disparaître les crises à certains asthmatiques, fait prendre des kilos-bonheur à des maigres désespérés et perdre des kilos-malheur à des gros qui ont espéré.

Je travaille en collaboration avec les médecins traitants, généralistes ou spécialistes, car l'utilisation adéquate des aliments ne remplace pas la médecine, elle l'épaule considérablement.

Ta nourriture sera ton médicament disait Hippocrate, soit. Mais lorsque le trouble est installé, l'aliment ne peut se substituer au traitement médical, il ne peut agir qu'en prévention ou en association avec celui-ci. Et le juste choix ne suffit plus dès lors qu'aujourd'hui, tout individu est non seulement soumis à ses facteurs héréditaires mais également aux polluants de toutes sortes, aux abus de tabac, de sucre, de graisses et d'alcool.

Le contrôle médical s'impose d'autant plus que le programme alimentaire élaboré en fonction des erreurs commises, corrige les désordres métaboliques et nécessite régulièrement une modification, à la baisse, du traitement médical en cours. **Seul le médecin traitant est habilité à porter ces modifications.**

À mi-parcours, j'exige donc qu'un médecin atteste qu'il n'y a pas de contre-indication à la poursuite de l'amaigrissement par ma méthode, ce qui implique que les contrôles ont été effectués. Même les médecins qui ont maigri avec moi ont fourni leur certificat. Le plus drôle d'entre eux, devenu un ami, m'a présenté pour tout certificat sa courbe de poids qu'il m'a autorisée à publier. Merci Claude.

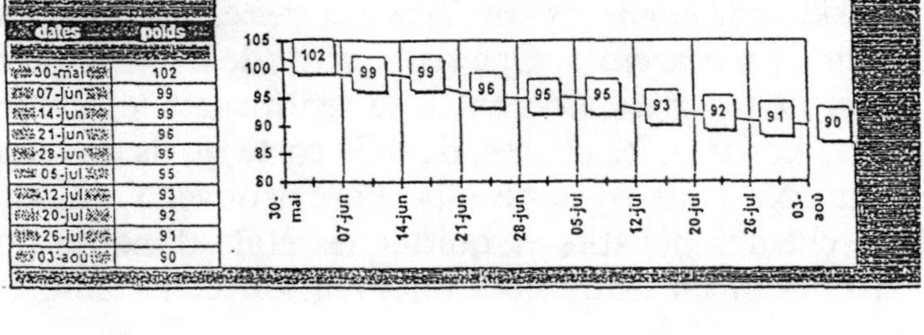

CULTURE DE LA BONNE HUMEUR : PILIER MAJEUR

Un cœur joyeux équivaut à un bon médicament tandis que l'amertume pourrit les os.

Proverbe chinois

Je ne sais plus qui a dit : *« Élevez votre température mentale et servez-vous de l'effet couverture. »* Les affligés de l'obésité sont angoissés. Angoisses qui s'opposent à leur épanouissement personnel, sexuel et social, ceci parce que l'hypothalamus agit sur les deux branches du système nerveux, le sympathique et le parasympathique qui reçoivent des ordres contradictoires à coups de stress, de traumatismes psychiques ou d'agressions. Le système hormonal se fragilise, les émonctoires* se bloquent, les déchets non évacués s'accumulent, le métabolisme est faussé. La notion d'échec liée aux multiples tentatives avortées ayant ajouté à leur pessimisme.

Au départ, tous me font confiance, mais sur fond de doute, je le sais. En pratiquant la pensée positive permanente, je leur explique qu'un pessimiste n'est qu'un optimiste mal informé et que, comme l'a écrit Dostoïevski, *« l'homme est malheureux parce qu'il ne sait pas qu'il est heureux »*. Que seuls, attitude mentale positive et humour les aideront à se représenter les événements, les êtres, les choses, de telle sorte qu'ils créeront en eux des états dynamisants. Pour trouver l'antidote aux schémas négatifs et quitter les états d'inertie qui s'instaurent en nous sans intervention consciente de notre part, il faut pratiquer bonne humeur et humour au quotidien.

Pour une thérapie d'un esprit perturbé, encombré de notions d'échecs redoublés, l'humour doit être pris au sérieux si on veut maigrir sans s'aigrir. Il permet de détendre l'atmosphère en stimulant la production d'endorphines, substances sécrétées par notre cerveau pour notre bonheur.

Un éminent lymphologue américain a décrit le rire comme un jogging intérieur qui stimule une petite glande située à la base du cerveau. Elle facilite la digestion et assure une meilleure assimilation des aliments. Un éclat de rire équivaut à un bifteck dit-on, le programme alimentaire recommandant le bifteck, je recommande le rire. Et même si l'on ne rit pas toujours aux éclats, l'excellente ambiance qui préside à notre travail en commun fait maigrir aux éclats, parce qu'à force de bonne humeur et de pensée positive, on aura obtenu une modification biochimique en augmentant la production de sérotonine, hormone de la détente.

On ne peut rire de tout, bien sûr, mais on peut tout pour rire, sachant que le rire active les fonctions hépatiques et ce, par voie sympathique!

Le rire est le plus grand désinfectant du foie.

Malcom de Chazal

LA CITATION – THÉRAPIE

Il y a interdiction du discours neutre et sans auteur.

Marc-Alain Ouaknin

Mon action en motivation consiste, entre autres, à appuyer une argumentation par une citation tirée d'un propos énoncé par une personne célèbre. En nous livrant leurs réflexions, écrivains, poètes, savants, philosophes, hommes politiques ou religieux ont agi en thérapeutes influençant ainsi la pensée universelle. Le Talmud enseigne : *Quiconque rapporte une chose de son auteur, amène la délivrance pour le monde.*

Je conclus toujours mes sujets de réflexion par une citation d'un grand, ou de moi, la petite. Consciente que mes citations font plus sourire que réfléchir, qu'il ne s'agit que d'une petite distraction qui repose l'esprit d'une attention soutenue pendant près d'une heure, que pour faire admettre ce à quoi l'on croit, on a souvent besoin d'un plus grand que soi, je fais référence à mes maîtres à déguster et à penser en pratiquant la « citation thérapie ». J'obtiens ainsi des actions d'éclat par le déclenchement d'états de conscience positifs. L'idée faisant l'acte, si elle est bonne, elle agira comme un déclic capable de sortir mes clients des états d'inertie dans lesquels les ont plongés leurs expériences déprimantes. États qui ont redéclenché des prises alimentaires trop permissives et qui ont assuré les récidives. Ainsi va le poids des mots pour le choc des bobos !

EXTINCTION DES COMPORTEMENTS ERRONÉS AU PROFIT DE COMPORTEMENTS OPPOSÉS

Si on ne change que dans l'assiette, on retombe dans l'assiette.

Sacha Guitry

Prétendre maigrir sans modifier ses habitudes n'est qu'une chimère, le résultat sera éphémère. Rester coincé dans le labyrinthe de ses actions néfastes ne laisse aucune chance de maigrir sans retour.

L'habitude est une seconde nature, dit-on. Seconde, donc pas première. Acquise et non innée, nous pouvons la désapprendre. Les comportements erronés disparaissent, même si le répertoire est multiple et varié. Encore faut-il apprendre à démonter les rouages qui interviennent dans leurs mécanismes. Pour y parvenir, il faut les identifier, recenser leurs manifestations, comprendre leurs fonctions et leur opposer une « faim de non-recevoir ».

Tout comportement a une cause qui elle-même en a une autre, remonter à la source permet d'en trouver l'origine inconsciente. Il ne s'agit pas de livrer une bataille épuisante en sollicitant une volonté fluctuante selon l'humeur du jour ou des saisons, mais d'exercer une fermeté nourrie par le savoir. Toute victoire par le refoulement est illusoire car le moindre événement fâcheux déstabilise le moi profond et voilà la bête enfouie qui refait surface.

Ainsi, semaine après semaine, par effet cumulatif, on fera le plein d'énergie, éclairé tout autant par la sagesse que par la découverte des aptitudes de chacun à déterminer un comportement par ses conséquences. Que de fois ai-je entendu *maintenant je sais ce que j'ai à faire* ou *je comprends mieux qui je suis* ou *c'est fou comme c'est évident, mais on n'y pense pas.* Ce qui prouve bien que tout individu ayant accumulé erreurs et inhibitions peut les vaincre et que le fait d'avoir échoué un nombre incalculable de fois n'exclut pas la réussite.

Les grandes victoires ne sont pas l'apanage de ceux qui n'échouent jamais, mais bien celui de ceux qui savent tirer parti de leurs expériences. En choisissant de nouvelles options, ils puisent dans leurs énergies sans cesse renouvelées les moyens d'atteindre leurs objectifs en abrogeant les vieux concepts négatifs.

Par une approche incessante de la perfection, ils réussiront, non seulement en matière d'amaigrissement, mais sur tous les plans de leur personnalité. Non pour réaliser un rêve insensé, mais pour concrétiser leur idée : faire la nique à l'obésité.

CONNAISSANCE APPROFONDIE DES ALIMENTS ET DES BESOINS

Un tiers au moins des Américains aurait recours actuellement à la médecine parallèle, l'hygiène alimentaire n'en est-elle pas la forme la plus accomplie, la plus sûre et la plus économique ?

Jean Carper
Les aliments et leurs vertus

Consommer et souffrir par ignorance des besoins physiologiques, par méconnaissance du pouvoir pathogène de certains aliments, celui préventif ou curatif de certains autres, c'est maigrir idiot.

Connaître tout de l'aliment permet de faire le tri des informations balancées à tout va et que les néophytes exploitent sans se douter un instant qu'une information en cache une autre aussi importante. J'ai vu débarquer à mon cabinet une cliente complètement « allumée » par des brûlures gastro-intestinales parce qu'elle avait lu ou entendu qu'elle pouvait maigrir au citron pur. Quatorze citrons par jour pendant dix jours ! Rien que ça !

On nous vante les mérites d'une huile sans nous informer que, consommée abusivement ou exclusivement, elle favorise les phénomènes inflammatoires. Et nous accusons le climat, le changement de temps ou, pire, nos parents de nous avoir transmis leur patrimoine articulaire !

Telle autre huile aurait le pouvoir de faire chuter notre taux de cholestérol. A-t-on précisé qu'utilisée en excès ou exclusivement, elle peut faire chuter le bon avec le mauvais ?

Et les œufs, attention, ils donnent mal au foie, nous a-t-on dit que la poêle et le beurre en sont les coupables ?

Nos maux de tête, démangeaisons, gonflements peuvent être dus à la pollution atmosphérique mais également aux colorants, conservateurs, antioxydants, émulsifiants, stabilisants.

Les nitrates et nitrites E 249, 250, 251 et 252 qui détruisent les spores de la bactérie *clostridium botilunum* peuvent déclencher des crises d'asthme et des tumeurs chez les rats.

L'antioxydant E 300 pris de façon régulière et exagérée peut provoquer des calculs rénaux et attaquer l'émail des dents.

Le syndrome dit du restaurant chinois, outre les réactions allergiques, provoque également parfois, palpitations et douleurs musculaires. Bravo glutamate, révélateur de goût !

J'ai donc considéré que l'acquisition d'une culture nutritionnelle était indispensable à la redéfinition de ses choix, pour les équilibres physique et psychique dont on sait qu'ils sont si étroitement liés que tout ce qui affecte l'un affecte l'autre. Par le savoir, se forgera l'instinct diététique, seul garant de la réussite à long terme.

Les statistiques prouvent que ceux qui maigrissent en consommant « ignorant » regrossissent dans les deux années qui suivent. Seront donc étudiés tous les aliments, leurs apports, leurs pouvoirs, leur mode de préparation et de conservation optimale.

La qualité de la vie ne consiste pas en la survie par des aliments raffinés, maltraités, falsifiés à coups d'additifs et soustractifs, mais par une sélection et une préparation dont le savoir ne sera pas oblitéré.

Se décider enfin à fournir aux milliards de cellules qui composent le corps humain les éléments biologiques dont elles ont besoin pour se renouveler, permet de remplir son estomac, non en lui sacrifiant santé et longévité, mais en renforçant l'immunité organique par l'aliment. Voilà le sens de mon programme individualisé.

Seront donc étudiés pour une nutri-prévention, une gestion savante du capital alimentaire et de la santé de chacun, aliments et sujets suivants, avec en conclusion les raisons pour lesquelles il faudra soit les inclure, soit les exclure, soit les mettre sous haute surveillance :

- Eaux, thés, cafés, tisanes
- Sucre, sorbitol, aspartam
- Chocolat
- Huiles, beurres, margarines
- Pains, pâtes, céréales, pommes de terre
- Viandes, poissons, œufs
- Lait, yaourts, fromages
- Alcools, vins, bières, cidres
- Aliments allégés
- Aromates
- Vitamines, minéraux, oligo-éléments
- Équilibre acido-basique
- Équilibre alimentaire et amaigrissement
- Les allergies alimentaires
- Comment maigrit-on ?

PRISE EN CHARGE PERSONNELLE

Quand tu fais quelque chose pour moi que je peux et ai besoin de faire moi-même, tu contribues à ma peur, tu accentues mon inadéquation.

Auteur anonyme indien

Ses principes reposent sur la notion essentielle d'investissement de soi. Plus l'investissement personnel est important, plus l'amaigrissement est définitif.

J'ai trop souvent constaté l'inaptitude des gros à se prendre en charge. Lors d'une cure de remise en forme à

Marlioz en Savoie, j'ai rencontré une femme qui m'a confié avoir repris 50 kg après en avoir perdu 42. Surprise de cette arithmétique, car à mes yeux perdre 42 kg implique tout de même que l'on ait acquis de bons réflexes alimentaires et comportementaux, je lui en ai demandé la raison : *« On m'a toujours donné des menus préétablis et lorsque je ne les ai plus eus, je me suis sentie perdue, j'ai d'abord flotté puis fait n'importe quoi. »* À la lumière de cette expérience désarmante, j'ai décidé d'aider et non pas d'assister. Je ne délivre jamais de menus, pas même aux enfants qui me sont confiés. Ils doivent apprendre à confectionner leurs repas avec leur maman.

La seule façon d'aborder une rééducation comportementale est, dès le départ, d'investir le candidat à l'amaigrissement de la responsabilité de ses choix. Il ne doit pas être tributaire de ceux d'un tiers. À moi d'établir le programme alimentaire journalier, à lui de rationaliser ses choix, ce qui lui permettra, concernant son capital alimentaire, de cultiver ses talents de gestionnaire. Ainsi, je lui donne la main comme au jeu de cartes, à lui de jouer, à moi de contrôler le journal alimentaire chaque semaine. Cette disposition entraîne un sentiment de satisfaction intense lié à la notion de liberté qui s'en dégage. Le docteur Frédéric Saldman a raison d'affirmer que *tous les régimes échouent quand le patient est infantilisé*.

ÉCOUTE SI NÉCESSAIRE 7 JOURS SUR 7

Un individu sans capacité empathique, incapable de comprendre les autres du dedans restera fermé à ses semblables.

Dr Gérard Apfeldorfer

Leurs expériences en amaigrissement ayant semé le doute quant à l'issue favorable de toute nouvelle tentative, les gros sont impuissants face à leur anxiété flottante, leurs peurs, leurs hostilités, leurs angoisses. Leur entourage ne comprend pas qu'ils souffrent, l'idée dominante étant que si on est gros, c'est parce que l'on mange trop. On mange mal, certes, mais pas toujours trop (45 % des obèses ne mangent pas suffisamment). Ainsi, le moindre carré de chocolat consommé devant témoin relèverait presque de la délinquance alimentaire et contribue à aggraver culpabilité et dépréciation de soi.

L'essentiel du changement ne s'effectue pas en ma présence. Chaque semaine, le sujet passe une heure avec moi et cent soixante-dix-sept avec son « moi » chargé d'adapter les comportements à la réalité. Mais son « sur-moi » s'oppose aux instincts de son « ça » qui lui, tend à la satisfaction d'un plaisir sans en évaluer les conséquences. Si ces trois instances sont désharmonisées, elles s'opposent à la restauration de l'unité de l'être, surtout les soirs et les week-ends, moments qui favorisent le syndrome du temps libre. Temps qui blesse celui qui cherche à le tuer en signant un pacte fatal avec son garde-manger au lieu d'établir un dialogue constructif avec soi pour démonter les rouages de la dépendance.

L'amaigrissement ne se faisant pas seulement les jours ouvrables, j'ai décidé d'être l'amie-minceur, le moi-auxiliaire qui écoute et redynamise. En effet, quel réconfort constitue pour un déprimé de l'obésité la certitude qu'il peut joindre sa conseillère-minceur dès qu'il se sent menacé par la violence de ses émotions, ou parce que dans ce monde d'activité frénétique, il a perdu le sens du rapport intime avec soi.

Ayant dès le premier entretien saisi sa vulnérabilité, lorsque la charge d'angoisse est envahissante, en quelques minutes d'écoute téléphonique, je le délivre de ses nœuds d'émotions afin qu'il ne quitte pas le navire avant qu'il soit à quai et qu'il s'éveille à la responsabilité de son engagement. C'est la raison pour laquelle mon téléphone mobile ne me quitte jamais.

Puis un jour, ayant réussi à identifier lui-même les humeurs ou états déclenchant des prises alimentaires violentes, il admettra que ces prises, associées à des états de conscience négatifs, sont des liaisons dangereuses. Il exercera alors la subtilité du comportement, celle qui change d'objet, qui ne prend plus la nourriture pour cible.

Si le sujet a mon âge ou est plus jeune que moi, en le tutoyant, j'entre plus rapidement dans l'intimité de sa vie psychique, cela le rassure. Puis en l'écoutant, sans reproches ni jugement, je lui démontre que le bilan de ses acquis reste positif, que ses difficultés, je les connais, pour avoir eu à les affronter puis à les résoudre et qu'il y a une solution à chaque problème comme une clef à chaque serrure. J'ai donc décidé d'être le serrurier, dépannage assuré 7 sur 7 : la clef du matin pour la motivation si besoin, le verrou du soir et des week-ends pour les émotions-sensations.

À ceux qui s'étonnent de cette disposition que j'ai prise, j'oppose ma détermination à persister dans la voie qui a permis à mes clients de gagner et j'ajoute cette réflexion de Tennessee Williams : *Le corps s'exorcise de ses démons grâce à une main qui se pose sur une autre*. Ainsi, dès le premier jour, je pose ma main et laisse ma marque légère sur le sujet. Puis, ayant vaincu lui-même sa vulnérabilité, il retirera la sienne et prendra son envol vers la liberté. Liberté de savoir, liberté de comprendre, liberté de se connaître et de s'aimer, liberté de ne plus poser d'actes qu'il a jusque-là portés comme un fardeau égal à sa charge émotionnelle.

Mon maître Emmanuel Levinas nous disait, parlant du sens de l'altérité : *Tu ne tueras pas ne suffit pas, tu dois te sentir responsable de sa fragilité, tu ne l'abandonneras pas à son sort dans le quotidien et cela sans chercher une quelconque reconnaissance ou à imposer une image.*

J'avais dix-sept ans. Aujourd'hui encore, loin d'être corvéable à souhait, j'en fais toujours un principe de vie et resterai imperméable à toute critique concernant cette disposition que j'ai prise car, *celui qui se trouve devant autrui est le seul à savoir ce qui est nécessaire à autrui*, disait mon maître.

MAIGRIR, C'EST FACILE, RESTER MINCE, C'EST TOUT UN PROGRAMME... DE STABILISATION

C'est le fait d'avancer puis de reculer qui est l'objet du blâme ; c'est le va et vient, le fait d'agir en zigzag qui est suspect.

Martin Buber

Aucune des méthodes expérimentées ne présentait de plan de stabilisation rationnel, réfléchi. L'approximation ne suffit pas à pérenniser un résultat. Même s'il s'est effectué dans des conditions physiques et psychiques optimales, l'amaigrissement a constitué une agression pour les cellules habituées à faire le plein, elles font donc bloc pour organiser la revanche. Si le poids n'est pas stabilisé dans les règles d'équilibre alimentaire, tout apport non nuancé sera exploité pour reconstituer le stock. C'est ce qui explique les effets rebonds, ces bourrelets récupérés dans les allers et retours incessants, au travers des soufflets de ma silhouette en accordéon.

Pour échapper à cette triste fatalité, j'insiste sur la nécessité absolue de respecter les règles alimentaires et comportementales à perpétuité. Ensuite, faudra-t-il s'atteler à renforcer la masse musculaire qui viendra prendre la place laissée vacante par la graisse perdue. Si ces deux actions ne sont pas menées conjointement, le miroir se brise, l'hydre à mille têtes refait surface. Je l'ai appris à mes dépens ! L'erreur est de croire que tout est terminé alors qu'en réalité tout commence. N'attendant plus de gratification sur la balance, on a tendance à mettre au rebut la vigilance.

Techniquement il s'agit, dès que le nouveau mince décide qu'il est bien dans son corps, de réduire l'apport protéique, tout en élargissant le programme avec beaucoup de prudence, équilibre maintenu 55-30-15 entre les trois nutriments. Ainsi, nous atteindrons environ 2 000 calories pour les femmes, 3 000 pour les hommes. Le différentiel d'environ 300 calories servira de monnaie d'échange dans un système de substitution que je mets en place.

C'est parce l'on ne m'a pas expliqué ces règles élémentaires de biologie alimentaire que les dix-sept méthodes expérimentées ne m'ont toujours donné que des résultats... à renouveler.

MAINTIEN DÉFINITIF, CARTE D'IDENTITÉ MINCEUR

J'ai été ventru, je ne le suis plus parce que j'ai vaincu.

La période de stabilisation aura permis de passer de 1 700 calories à 2 000 pour les femmes et de 2 700 à 3 000 pour les hommes, sans regain de poids ni de centimètres.

Le nouveau mince, ainsi stabilisé avec sérieux, établira dans l'ordre de ses préférences, la liste des aliments et des plats cuisinés qui ont été exclus du programme d'amaigrissement et qu'il souhaite réintégrer. Je calcule les équivalences glucidiques, lipidiques, caloriques et lui indique comment les utiliser grâce au système de substitution que je mets en place. Ainsi, chaque fois qu'il voudra consommer avec conscience et sans excès, pizza, frites ou cassoulet, il saura contre quoi il pourra les échanger. Cet exercice sera perçu comme un jeu de lego : on retire, on déplace, on remplace, sans porter atteinte à la stabilisation de la pyramide.

Très vite, ce système d'échanges est perçu comme une activité ludique et conforte le nouveau mince dans l'idée qu'il a de fortes chances de le rester. Je lui délivre alors sa carte d'identité minceur, c'est-à-dire à quelle fréquence il peut consommer chaque aliment jusque-là exclu. Ainsi rééduqué, cultivé, rassuré, il prend son envol vers la liberté.

LIBÉRER L'ENCÉPHALE : ÉCOLOGIE MENTALE

Sois gai, ne parle plus d'hier car c'est aujourd'hui qui m'agrée.

Omar Khayyâm

Ceux qui réussissent ne sont pas forcément les plus forts ou les plus réceptifs mais ceux qui parviennent à gérer leurs émotions. Rude challenge pour l'adulte dont l'éducation n'a tenu aucun compte de la dimension des émotions et, qui plus est, a été malmené par des parents trop exigeants qui ont mis une telle pression qu'ils ont fini par marginaliser l'enfant en le stressant à outrance.

La marque du regard parental marque toute une vie au point que l'appréciation de soi n'est forgée que par elle. Le carnet de notes qui suscite admiration ou réprobation des parents met sa note sur l'enfant toute sa vie, l'abîme, en fait un obsédé de la réussite sociale. Cette façon d'appréhender le monde constitue à elle seule la genèse de nombreux symptômes névrotiques. Souvent liés à des expériences déprimantes, ils entretiennent des états intérieurs destructeurs et des luttes internes aboutissant à la capitulation.

Pour neutraliser l'instabilité émotionnelle qui conduit à l'inconstance, je fais appel à la sophrologie, de *sophrosynen*, terme platonicien que je traduirais ainsi : *« état modifié de conscience, recherché puis atteint dans un but thérapeutique : la maîtrise du corps et de l'esprit par une démarche libératrice : catharsis*. »*

Cette pratique évite la psychologie des profondeurs. User ma rhétorique à combattre la position du témoin inerte devant son passif, je n'en ai pas le temps. Au cours de l'anamnèse* qui peut durer plusieurs heures, une incursion ponctuelle dans le passé me permet de recenser les traumas* oubliés qui sont à l'origine des névroses et de comprendre un problème afin d'aider à le résoudre.

Lorsque l'on décide de maigrir, on doit cesser de se retourner sur son passé. On ne peut changer le passé mais on peut l'échanger contre un avenir, un devenir... Se retourner fige, congestionne, paralyse et fait pleurer. Contre-indication dans une méthode ayant érigé l'humour, ce maître supérieur qui s'attaque aux humeurs, en système de résonance avec son moi profond. Souvenons-nous de la femme de Loth, personnage biblique qui s'est vue transformer en statue de sel parce qu'elle s'est retournée.

La seule valeur du passé est qu'il nous enseigne ce

qu'il ne faut plus faire. CQNFPF est le sigle que je demande à mes clients de retenir en unique référence à leurs expériences déprimantes. *Les échecs sont semblables à des couteaux, ils nous servent ou nous blessent selon que nous les prenions par le manche ou par la lame*, a écrit James Russel. Les prendre par le manche signifie identifier puis évacuer les conflits obscurs dans lesquels la lipogénèse* a puisé sa source et qui paraissent détestables au niveau du conscient.

Mon travail thérapeutique consiste, après avoir porté, par la relaxation le sujet en état de somnolence, à raviver avec son accord préalable, une situation psychiquement traumatique puis à le guider afin qu'il l'efface et la remplace par l'expression de son contraire.

Le fait de se ressouvenir de certains événements traumatisants une et une seule fois dans ces conditions, fait disparaître les symptômes. Tous les systèmes de croyance, les schémas de comportements, les dépendances aliénantes et leurs facteurs déclenchants : rebuffades sociales ou familiales, blessures narcissiques, peuvent être ainsi balayés par la sophrologie. La libération de l'emprise par cette voie débarrasse des strates les plus profondes, celles qui constituaient une entrave à la liberté individuelle par rupture des dépendances. Si le trauma enfoui est bien évacué, le problème qu'il aura généré sera à son tour évacué et non déplacé.

LA GESTION DES ÉMOTIONS

Émotion : Résultat d'une activité au plan mental et qui a pour effet de bloquer l'énergie du corps émotionnel.

Fouille dedans, c'est dedans qu'est la source du bien et elle peut jaillir sans cesse si tu fouilles toujours.

Marc Aurèle

Aucun thérapeute ne pourra nous révéler autre chose que ce qui est enfoui en nous. Fouiller dans ses archives mentales permet de mettre à jour les résistances et de dégager un état de super-conscience, cette part de nous-mêmes qui sait ce qui est juste et ce qui ne l'est pas et qui interviendra lorsque l'émotion s'emparera de nous pour l'accueillir, l'analyser, puis la dépasser.

Face à un événement désagréable, la réaction la plus fréquente est la « non-acceptation », facteur de tension et d'accumulation en énergies négatives, alors que l'acceptation est un facteur de détente.

Accepter les événements tels qu'ils se présentent ne signifie en aucun cas qu'il faille promptement se résigner, abdiquer, mais qu'il faut les accueillir en faisant barrage aux émotions négatives qui leur sont liées. La critique intellectuelle est alors plus aisée car on a recouvré ses facultés de comprendre et de se défendre avec ingéniosité. Sans compter que tout risque de retombées pathologiques est ainsi écarté.

Réponse intérieure qui se manifeste à l'extérieur, l'émotion négative trouve chez l'obèse toujours la même réponse : troubles du comportement alimentaire.

Qu'est-ce qu'un trouble du comportement ? C'est lorsqu'à la suite d'une émotion violente, un individu passe à l'acte et se met subitement à consommer avec avidité des quantités immodérées d'un ou d'une multitude d'aliments. Ce comportement n'a rien de pathologique au départ, mais il le deviendra s'il constitue l'unique solution adoptée pour apaiser ses tensions intérieures, s'il enferme le sujet dans un processus d'automatisation qui fait que le passage à l'acte prime sur toute autre option.

La relation d'aide doit amener le sujet à identifier les motivations inconscientes qui se traduisent par des pulsions détestables au niveau du conscient, sans quoi, cette réponse stéréotypée à l'émotion viendra à bout des meilleures intentions et finira soit par court-circuiter l'amaigrissement une fois de plus, soit par fermer l'accès à la sociabilité parce que la vie elle-même est désharmonisée. Les sentiments irrationnels deviennent compréhensibles lorsque nous saisissons ce qu'il y a derrière.

Apprendre à gérer ses émotions permet d'élargir son champ de vision, de réactiver les ressources que chacun a en soi pour initier le passage vers la liberté, celle-ci étant définie comme le sentiment intime de notre puissance, comme le pouvoir qu'a l'homme de s'ouvrir à lui-même et aux autres en excluant les dépendances aliénantes. Les liens se brisent, le processus de maturation s'accélère par un apport de calories... mentales cette fois, car on n'a plus le sentiment de ne pas contrôler la situation.

Cet apport de calories virtuelles sera soutenu par les élixirs floraux du Docteur Bach, célèbre médecin anglais qui, convaincu de l'existence des maladies psychosomatiques, consacra une partie de sa vie à la recherche d'une médecine naturelle, sans effets secondaires et capable de réharmoniser la sphère émotionnelle. Ayant découvert que chaque plante ou fleur entrait en résonance avec un état émotionnel particulier, il mit au point trente-huit remèdes aux états négatifs de l'homme moderne. À partir de ses élixirs, il lui proposa une ouverture intérieure dans le sens de l'équilibre des trois dimensions : physique, mentale et spirituelle.

En captant uniquement l'énergie vibratoire des végétaux pour atteindre la sphère émotionnelle, les élixirs du Docteur Bach relèvent plutôt de l'alchimie que de la pharmacie. Ils n'ont donc pas bénéficié du soutien d'études scientifiques normalisées et ne sont pas référencés dans les publications spécialisées. Cependant, je suis en mesure d'affirmer qu'en les conseillant, j'ai obtenu des résultats qui allaient bien au-delà de mes espérances, notamment chez les boulimiques qui ont vu leurs troubles régresser puis disparaître en quelques mois, aidés en cela par la sophrologie et la nutrition.

Daniel Kieffer, Directeur du Collège Européen de Naturopathie Traditionnelle Holistique, écrit :

> *Je les utilise depuis quatre années dans le cadre de mes psychothérapies et les résultats sont parfois spectaculaires. Mais ce qui est le plus précieux, c'est que les résultats ne sont jamais anti-symptomatiques mais font réellement appel à des prises de conscience individuelles, intégrant des qualités d'âme jusqu'alors restées potentielles chez le patient.*

Naturopathie
in – La santé pour toujours

Afin qu'épreuves et agitations inhérentes à la vie de la femme et de l'homme modernes ne viennent plus briser le rêve désormais accessible et que les comportements mis en place durant toute une vie disparaissent au profit d'une énergie psychique sans faille, nous ferons appel aux harmonisants du Docteur Bach afin de rester fermes dans notre détermination à triompher de l'obésité.

Pour une orientation constructive des pensées, une « psychothérapie-fleurie » s'impose. Le mode d'utilisation sera toujours le même : 3 gouttes de chaque élixir sous la langue, 4 fois par jour en dehors des repas. Garder la dose dans la bouche le temps de formuler mentalement, les yeux fermés, une formule intentionnelle positive : celle ici suggérée ou la vôtre.

Les formules pensées positives doivent également être dites au réveil et au coucher, en état de somnolence, lorsque l'inconscient n'est pas encore submergé par l'activité consciente. Il intégrera le message. Ensuite, sans intervention consciente, les actes que nous poserons iront dans le sens de **la pensée qui panse.**

Apprendre à gérer ses émotions ne signifie pas que les souvenirs douloureux qui leur sont liés s'effacent. La relation d'aide ne rend pas amnésique. Elle a pour but d'émousser l'autocritique systématique et ainsi de favoriser une libération des tensions intérieures consécutives à ces traumas enfouis qui constituaient un frein au processus normal d'émancipation. L'ennemi enfoui qui prend l'ascendant au cours d'un moment de faiblesse est ainsi mis hors d'état de nuire et pour cause, il est éjecté. Et avec lui, toutes pensées rigides sur ce que doit être le monde environnant.

LE MANQUE DE VOLONTÉ

Notre volonté est une force qui commande toutes les autres, si nous la dirigeons avec intelligence.

Buffon

Lorsque l'on sait que la psychologie de la volonté s'est faussement affirmée à partir d'une méditation sur le mal et le péché, on comprendra qu'il n'est pas question de la solliciter. Exiger d'un gros, dès le départ, qu'il exerce sa volonté pour maigrir suppose qu'il possède déjà la maîtrise de ses moyens d'action. Dans ce cas, je ne vois pas en quoi il aurait besoin d'aide.

Ne pas admettre qu'un individu qui ne s'est pas encore livré à une réflexion sur les violences de son inconscient a le droit de défaillir, c'est nier l'être lui-même. Solliciter une volonté dont on sait qu'elle sera fluctuante sous l'influence de situations données, entraîne des réactions de refoulement, censure à l'origine de conflits qui se perpétuent au travers de schémas de conduite versatiles.

Un candidat à l'amaigrissement qui veut se flageller en faisant acte de volonté pour lutter contre ses excès, traduit par cette attitude un désir de domination lié à un sentiment de faiblesse. Un gros n'est pas un faible, il n'est pas informé, voilà tout. La relation d'aide doit lui faire admettre que sa surcharge ne retire rien à l'échelle de sa valeur et que c'est en fortifiant sa puissance intérieure, par un travail personnel guidé, que les difficultés s'estompent en paraissant de plus en plus minimes.

La motivation basée sur la raison viendra ensuite

naturellement l'éclairer sur son désir d'aboutir. Elle se traduira par des actes posés de plein gré et qui participeront au développement des trois dimensions : physique, mentale et émotionnelle, en créant un équilibre entre elles. Équilibre qui ouvrira la voie à l'émancipation en évitant ces batailles stériles qui épuisent l'individu et alimentent les névroses.

La névrose est une guerre civile de l'âme : la majorité cherche à s'imposer par la force, la minorité opprimée refuse l'obéissance. L'organisme par rupture entre l'activité consciente et l'activité inconsciente, ne répond plus aux appels de la volonté.

Freud

L'acquisition de cette paix intérieure qui permet de vaincre le mal exige que soit substitué à la **volonté de maigrir** le **désir de maigrir**, le désir impliquant ce qui ne dépend que de la source intérieure de chacun.

LE SENTIMENT DE CULPABILITÉ, FLÉAU TRANSMIS PAR LES PARENTS

Il ne faut pas se laisser enfermer dans le mot. Il ne faut pas se laisser prendre par le mot, par sa raideur, par sa pesanteur.

Marc-Alain Ouaknin

Réponse physiologique à un événement qui surprend

soit par sa soudaineté, soit par un manque d'informations sur sa portée, l'émotion aboutit à des sentiments captés par les cinq sens. Si l'individu les perçoit sans culpabiliser, cette manie tyrannique qui lui donne mauvaise conscience, au point de l'empêcher d'être lui-même, ils ne bloqueront pas son énergie. Mais dans notre civilisation judéo-chrétienne, la faute est liée au péché, le péché à la sanction, le tout prenant chez l'obèse une forme de satisfaction orale avec un sentiment de honte lié à la transgression d'un ordre établi ou d'un engagement pris. Nous parlons de nutrition et non de religion. Il n'y a péché que lorsqu'il y a opposition à un principe divin !

Maigrir nécessite, par un jugement sain, une rupture immédiate entre le sentiment de culpabilité qui jaillit des profondeurs et la réalité de la faute.

Céder à un désir de consommer hors programme n'est pas un désastre si l'on accepte la logique du résultat. La politique du tout ou rien a fait des ravages. Si on répare, on repart dans la paix sans culpabiliser, on finit par découvrir qui l'on est réellement : un être humain dans sa diversité, avec ses atouts et ses faiblesses : un adulte qui ne se contente plus de vivre en gémissant mais de revivre en maigrissant, un adulte capable mais non coupable et qui, par la réflexion, s'est donné l'absolution.

La culpabilité de l'adulte est la continuité de celle de l'enfant et de l'adolescent dont les parents maladroits se sont comportés en procureurs, accusateurs, punisseurs, au nom de leur moi idéal. L'enfant ayant assimilé les idéaux de ses parents aura assimilé également leurs punitions. Si une fois adulte, il n'a pas réalisé ses propres idéaux, le parent intérieur intervient pour le punir : **il se punit et sape son amaigrissement.**

La relation d'aide doit lui faire prendre conscience de ces fausses culpabilités en mettant en lumière ce qui lui est arrivé étant enfant. Lorsqu'il aura compris que ces crimes dont il fait une auto-accusation permanente sont imaginaires, il cessera de culpabiliser en se reprochant des actes non répréhensibles. Il maigrira.

Fleurs de Bach conseillées

Crab apple (pomme sauvage)

« Pour ceux qui ont un sentiment de honte, qui ont l'impression d'avoir en eux quelque chose de pas tout à fait net, remède de la dépuration. » Procure purification des pensées, acceptation de soi.

Pine (pin sylvestre)

« Pour ceux qui se critiquent eux-mêmes, qui se sentent responsables de tout, qui souffrent de fautes qu'ils s'attribuent. » Procure des jugements sains.

Formule pensée positive

« C'est bon, me voilà relaxé, je quitte le banc des accusés. »

LE DOUTE

Le doute est un hommage rendu à l'espoir.

Lautréamont

Le doute investit le mental de ceux qui pensent qu'ayant hérité des gènes de l'obésité, ils n'ont aucune chance de l'éradiquer. Il se traduit par des tiraillements mentaux, facteurs de tensions aboutissant à une incapacité maladive de passer à l'action.

La vie est faite d'une telle multitude de choix que nous sommes souvent partagés en deux, acculés à mettre une moitié de nous-mêmes dans le « oui », l'autre dans le « non » en déstabilisant le moi profond jusqu'au cumul des espérances déçues.

Le doute « questionnement » qui n'est pas négation mais interrogation n'est pas destructeur, il est source d'espoir. *« Avant d'avoir des certitudes, il faut commencer par douter »*, disait mon père talmudiste. Bien entendu, puisque le doute a pour conséquence immédiate la découverte du moi pensant : je pense, donc je suis. Ce doute positif ralentira proportionnellement à la progression du raisonnement. De négation, il deviendra affirmation, donc un moyen d'action mobilisateur d'énergie créatrice. Loin de faire avorter un projet, il encouragera à encore plus de dynamisme et instaurera la confiance.

L'hérédité redoutée est une propriété cellulaire qui, dans une étude de caractère, détermine ce qui revient à l'inné et non à l'acquis. Elle est transmissible, c'est vrai, mais au même titre qu'un héritage qui, lui, est le transfert d'un patrimoine d'un individu à un autre. On est libre de le refuser si on considère que les droits de succession sont suicidaires. Payer ces droits toute une vie expose aux risques pathologiques et au rétrécissement de l'espérance de vie.

Le chemin de la certitude passe par le dégagement du sens profond d'une proposition en analysant le **quoi** (de quoi s'agit-il ?), le **pourquoi** (pourquoi m'interpellet-elle ?), le **comment** (comment agir ?) et en évaluant l'enjeu : le **pour** et le **contre.**

La seule garantie de détenir la vérité est l'évidence que constitue pour l'esprit le résultat de cette investigation personnelle. Ainsi, éclairé par sa propre spéculation intellectuelle et non par celle d'un tiers dont on ignore s'il ne se fourvoie pas dans les méandres de ses incompétences personnelles, on dira halte aux soupçons en passant à l'action. Action : ce qui fait qu'un individu réalise sa volonté.

Fleurs de Bach conseillées

Scléranthus (alène)

« Pour ceux qui hésitent entre deux possibilités. » Facilite le choix en procurant équilibre et résolution.

Wild oat (folle avoine)

« Pour ceux qui manquent de ligne directrice. » Procure faculté de discernement.

Formule pensée positive

« Non à la fatalité ! Et même si je suis lourdement paré, j'échapperai à mon hérédité. »

LA FRUSTRATION

Le développement de la personnalité ainsi que la mise en forme et en place de comportements efficaces ont leur source dans des frustrations reçues consciemment, analysées et guéries.

Luc Uyttenhove

Toute fonction créatrice de l'homme se compose de trois éléments : pulsion – frustration – contrôle de soi. De nombreuses expériences ont prouvé l'acquisition d'un savoir-faire par la pensée créatrice consécutive à une frustration.

Du latin *frustrare* qui signifie léser, la frustration est un état qui affecte le sujet dont les attentes sont trop fortes par rapport à ce que l'existence peut lui donner et qui, de ce fait, a le sentiment de ne pas maîtriser sa vie. Se croyant privé d'un besoin ou d'une satisfaction qu'il pense nécessaire, la rigidité de ses pensées quant au monde extérieur s'accroît.

Un individu qui désire maigrir doit satisfaire un besoin supérieur commun à tous les êtres, le bien-être. Il permet, une fois obtenu, de trouver son identité, de se réaliser, de créer, de s'accomplir et d'acquérir son indépendance.

La frustration de l'adulte est souvent la continuité de celle de l'enfant dont les parents n'ont pas expliqué le pourquoi des interdits. De là naissent des conflits qui, s'ils sont intériorisés, génèrent anxiété, masochisme, refoulement et dépréciation de soi, s'ils sont extériorisés, colère, violence et agressivité.

Si les parents ont expliqué à l'enfant le pourquoi de l'interdit en démontrant qu'il ne retire rien à leur amour, la frustration renforcera le moi.

La relation d'aide doit rechercher quel besoin non comblé est à l'origine de la frustration et proposer une méditation sur la nécessité d'élever le seuil de résistance à cette émotion. Les risques d'amplification sont écartés puis la frustration négative se transformera en frustration positive par la mise en place de comportements efficaces.

Fleurs de Bach conseillées

Chestnut Bud (bourgeon de marronnier)
« Pour ceux qui ont besoin de plusieurs expériences avant que la leçon ne soit apprise. » Procure compréhension et intégration des leçons de l'expérience.

Hornbeam (charme)
« Pour ceux qui ont des difficultés à se lancer dans l'action. » Aide à démarrer. Fleur du « starter ».

Formule pensée positive
« J'ai compris, la frustration me sera bénéfique si je l'appréhende comme une technique. »

LA PEUR DE L'ÉCHEC

La peur est la plus terrible des passions parce qu'elle fait ses premiers effets contre la raison. Elle paralyse le cœur et l'esprit.

Rivarol

Réaction naturelle, la peur est utile, préventive même puisqu'elle sert d'avertissement et anime les réflexes de prudence. Elle mobilise les mécanismes de protection et les énergies défensives. Elle s'évacue lorsque l'enfant qui sommeille en chacun de nous se rend compte au fil de ses expériences qu'il est capable en les analysant d'acquérir la maîtrise de ses comportements et de contrôler la situation. Au lieu d'être paralysante, elle pousse à l'effort consacré à un idéal parce que l'on aura compris que l'on ne peut être atteint que par nous-mêmes et sauvé que par nos actes, même si au cours de précédentes expériences en amaigrissement, on a lâché prise, ce qui a entraîné la mise en place de comportements déviés.

La vie est un jeu dont nous devons être les gagnants en optant pour un ordre nouveau car, si on fait ce que l'on a toujours fait, on obtiendra ce que l'on a toujours obtenu.

Vaincre ses peurs permet de se comporter en héros, en pulvérisant les obstacles dressés sur la route de la victoire.

Fleurs de Bach conseillées

Gorse (ajonc)

« Pour ceux qui sont sans espoir, à quoi bon ? Qui ne croient plus qu'il y ait encore quelque chose que l'on puisse faire pour eux. » Procure foi, espoir et certitude.

Rock rose (hélianthème)

« Pour les peurs paniques. » Procure grand courage, force de volonté.

Formule pensée positive

« Les échecs sont comme des couteaux, ils nous servent ou nous blessent, selon que nous les prenions par le manche ou par la lame. *À moi le manche !* »

SOUMISSION À L'INFLUENCE

« Oui » et « Non » sont les mots les plus courts et les plus faciles à prononcer et ceux qui demandent le plus d'examen.

Talleyrand

La soumission est consécutive à un état de faiblesse qui augmente la vulnérabilité aux influences et qui aboutit à une seule et même conclusion *« à quoi bon résister, je suis faible »*. C'est ce qui est arrivé à la poule du docteur David Katz, neurobiologiste anglais, prix Nobel 1970 (elle n'avait pas eu de fleurs de Bach !).

On a fait picorer un tas de graines à une poule jusqu'à satiété, puis on a introduit une seconde poule qui est venue picorer le même tas. La première poule, voyant faire la deuxième, est revenue à la charge alors qu'elle n'avait plus faim !

À cette incapacité maladive de réagir, nous opposerons les techniques d'affirmation de soi. Exprimer son identité en affirmant son « non » permet de faire le clair dans sa nébuleuse et son ménage identitaire pour enfin dire, à tout moment, « je suis moi », autant aux autres qu'à soi. Pour y parvenir, il faut savoir qui l'on est et ce que l'on veut en activant sa lumière intérieure. Ensuite la prise de responsabilité se traduira par des actes, des non-actes, mais également par le langage et les attitudes corporelles. Les postures constituent à elles seules un discours sans paroles.

Veillons à la position : un cou redressé, un buste non affaissé, un regard non fuyant traduiront un sentiment de sécurité face à l'opposant. Le geste de la main qui dit non constituera une barrière psychologique. Il détruira toute objection.

Trouvons le juste ton : une tonalité en bémol est un prélude à la capitulation. En double dièse, elle révélera un conflit intérieur mal géré. Un dièse suffira à démontrer que l'on est décidé à ne pas céder.

Vous n'avez pas idée à quel point la pratique systématique du « non » face au danger évacue en un temps record des masses énormes d'anxiété en augmentant la vitalité. Elle renforce le moi, les élixirs floraux du docteur Bach aussi !

Fleurs de Bach conseillées

Centory (centaurée)
« Pour les soumis, les faibles qui ne savent pas dire non. » Procure sagesse et discernement.

Walnut (noyer)
« Pour ceux qui sont sensibles aux ambiances, aux influences. » Procure constance dans les comportements, identité.

Formule pensée positive
« Même si je doute encore de mon identité, je sais au moins que je ne suis pas un gallinacé (poule), je ne me laisserai donc plus influencer. »

L'OBSESSION DE L'ALIMENT

Tout, sauf ce qui naît de la violence et qui conduit à la violence.

Marc-Alain Ouaknin

L'obsession est une préoccupation de l'esprit par une idée fixe, agaçante, torturante, qui se présente par surprise, entraînant des impulsions bizarres qui résistent à l'analyse. Elle donne aussitôt l'impression que son champ de conscience est assiégé par une seule et même idée, manger.

Elle est présente chez tout sujet qui se laisse « gaver »

par la télévision et qui, de ce fait, ne répond plus à ses signaux internes, faim et satiété, mais à des signaux extérieurs tels le signal de la publicité. Ajoutons à cela la grande disponibilité alimentaire, surtout depuis que l'on est encouragé à stocker davantage pour se faire livrer à domicile. Placards et réfrigérateurs bondés s'ouvrent presque automatiquement au signal de la « télé-pub ». Systématiquement, on se lève pour se livrer à une séance de « télé-bouffe » en tirant sur tout ce qui bouge.

Pour obtenir la dissolution de l'idée obsédante, je conseille de zapper, de rester rivé à son fauteuil, de fermer les yeux pour une courte séance de « visualisation correctrice du comportement » : un chien qui bave. Il s'agit du chien de Pavlov, physiologiste prix Nobel 1904. Chaque fois que retentit une sonnerie, on donne à manger au chien, celui-ci se mettra bientôt à saliver dès qu'il entendra la sonnerie sous l'effet d'un réflexe conditionné.

Cette expérience a démontré que la salivation du chien n'était pas due uniquement au contact ou à la vue d'un aliment, mais également à des signaux.

Fleurs de Bach conseillées

White chestnut (marronnier blanc)

« Pour ceux qui ont des idées fixes, des petits vélos dans la tête. » Procure une orientation constructive des pensées (à prendre avant la séance télé).

Cherry plum (prunus)

« Pour ceux qui ont l'esprit surmené (par la télé), qui ont peur de craquer, de perdre le contrôle de soi, qui ne veulent pas faire ce qu'ils ont l'impulsion de faire. » Procure apaisement, sang-froid, lucidité (à prendre avant la séance télé).

Formule pensée positive

« Je ne télé-boufferai plus, j'innove ! Car je ne suis pas le chien de Pavlov, non, je ne suis pas le chien de Pavlov ! »

L'EXPRESSION DE LA COLÈRE

Il est bon de parler et meilleur de se taire. Mais tous deux sont mauvais alors qu'ils sont outrés.

La Fontaine

Réaction d'origine affective à un sentiment ou une émotion, la colère est déstabilisante par ses manifestations de débordement, allant même jusqu'à laisser croire que l'on est possédé : violences verbales, gestuelle agressive excluant toute possibilité de communication et de rationalisation. Le tout traduisant une grande fragilité par déficience du système nerveux central alors que, paradoxalement, le voltage augmente.

Faut-il pour autant l'intérioriser ? Non ! Car retournée contre soi, elle se transforme en bombe à retardement, non dénuée de ressentiment. Elle occasionnera des lésions telles qu'ulcères, colites, migraines, hypertension, asthme... le tout aboutissant à un désir de vengeance animé par la loi du talion : vie pour vie, œil pour œil, dent pour dent. Tu cries, je crie, tu mords, je mords, tu m'insultes, j'en fais autant. *Si ce que tu as à dire n'est pas plus beau que le silence, tais-toi*, disait mon père.

Prendre la loi du talion au pied de la lettre, c'est faire une interprétation erronée d'une loi biblique. À ce prix, nous devrions tous être morts, ou aveugles, ou borgnes, ou édentés. L'interprétation talmudique de cette loi qui m'a été transmise par mes maîtres et à laquelle je souscris, est qu'il ne faut pas répondre au mal par le mal, mais qu'il est juste que les dommages causés par quelqu'un à autrui soient réparés à hauteur du préjudice causé. C'est d'ailleurs la base de toute juridiction en pays civilisé et dans laquelle l'intime conviction n'est pas sujette à caution.

En réponse aux décharges d'adrénaline provoquées par l'agresseur, nous opposerons notre politique de désarmement par l'humour, en lui soumettant ce texte de Martin Buber : *Il faut que l'homme réalise d'abord lui-même que les situations conflictuelles qui l'opposent aux autres ne sont que des conséquences des situations conflictuelles de son âme propre.*

Et le Talmud enseigne que : *L'humour exige de l'homme autre chose encore : qu'il se moque aussi de lui-même pour qu'à l'idole renversée, démasquée, exorcisée, ne fût pas immédiatement substituée une autre idole.*

Cette démarche permet de placer le sujet à distance, d'évaluer le rapport des forces en présence, sans se livrer en réaction à des pratiques alimentaires orgiaques.

Ne pas prendre l'offensive en restant sur la défensive évite de s'époumoner en verbalisations stériles et en explications sans fin. L'humour agira en coupe-circuit et permettra de reconsidérer l'événement, d'y ajouter un brin de nuance, de purger l'esprit de tout ressentiment et d'ouvrir la voie à la conciliation. Il détournera le doigt accusateur porté dans la direction opposée pour enfin découvrir la dimension du pardon : guérison intérieure. Ainsi nous gagnerons en paix, cette paix que nous trouverons lorsque nous aurons admis que nul n'est parfait, qu'autrui ne nous ressemble pas et qu'il faut l'aimer tel qu'il est et non comme on voudrait qu'il soit. On s'enrichit tellement de la différence de l'autre.

Autre moyen de purger une colère, l'écriture. Écrire, c'est parler avec sa main. Le mouvement cursif de la main oblige à l'immobilisation de la posture et au silence. La rapidité du mouvement d'écriture liée à l'énervement, évacue des masses énormes de tension et d'angoisse. L'écriture permet le jaillissement de la colère sans aucune retenue, mais en mettant un pont à distance de l'adversaire. Transcrire les pires pensées ne présente aucun danger si ce qui est écrit n'est pas communiqué.

À mes clients à charge émotionnelle étouffante, je demande toujours d'écrire une lettre de dix pages à leur mère, à leur père, à leur époux, à leur employeur et même à Dieu s'ils sont révoltés, afin qu'ils expriment ce que la parole n'ose pas dire. Nous l'analysons ensemble puis la laissons de côté. Chaque semaine, nous la relisons pour l'édulcorer, jusqu'au jour du grand pardon, obtenu par communication à distance, mais surtout par intelligence de la main qui débride les émotions, en faisant hurler la plume, en lâchant sur le papier ce qui étouffait, qui empêchait d'évacuer émotions et frustrations en alimentant des espérances clignotantes.

Ces deux voies d'expédition de la colère sont celles qui contribuent au perfectionnement de l'être et non à sa dissolution à petit feu... de colère. La parole libère, mais pas autant que l'écriture car elle, s'envole, l'écrit lui, reste. Chaque relecture permet de se réimprégner de l'émotion pour la saisir et l'évacuer au lieu de l'enfouir.

Fleurs de Bach conseillées

Holly (houx)
« Pour les différentes formes de contrariété. » Procure esprit généreux, compréhensif, tolérant.

Mustard (moutarde) Est-ce un hasard ?
« Pour ceux qu'un nuage enveloppe en cachant la lumière, mélancolie soudaine. » Procure stabilité, paix intérieure et humeur égale.

Formule pensée positive
« Hello, Holly, Mustard, agissez ! Pour que je ne sois pas aveuglé(e) si la moutarde me monte au nez. »

Pour l'adversaire, dans son verre de cognac, 3 gouttes de **willow (saule**). « Pour les boudeurs, les rancuniers, les susceptibles. » Procure reconnaissance des responsabilités, humour et joie de vivre.

PSYCHOTHÉRAPIE ORALE ÉLABORÉE À L'ATTENTION DE L'AMIE-CALLEF

D'après *La guérison par les fleurs* du Docteur Edward Bach, édition Courrier du Livre, texte intégral :

S'agissant du respect de l'autre, Kant disait : ***« C'est parce que chaque homme peut être l'auteur d'une législation universelle dans le domaine moral, qu'il doit considérer son être et l'être d'autrui comme les lois qui en découlent, avec le plus grand respect. »***

À la naissance de chaque saison, par respect pour mes clients, durant un mois, je mets quelques gouttes de chaque élixir tous les jours dans ma bouteille d'eau faiblement minéralisée.

Vine (vigne)

« Pour les personnes très capables, sûres d'elles, certaines de réussir. Avec une telle assurance, elles pensent qu'il serait dans l'intérêt des autres de faire les choses comme elles sont certaines qu'elles doivent être faites. Elles peuvent être précieuses dans les cas d'urgence. » Procure respect d'autrui, autorité sage et compréhensive.

Elm (orme)

« Pour ceux qui font du bon travail, suivent leur vocation et espèrent faire quelque chose d'importance, ceci souvent pour le bien de l'humanité. » Procure confiance, assurance, efficacité.

Oak (chêne)

« Pour les gens courageux qui ont à faire face à de

grandes difficultés, sans perdre espoir ni renoncer à l'effort. » Procure force, patience, courage.

Formule pensée positive

J'ai toujours vu que pour réussir parfaitement, il fallait avoir l'air fou et être sage.

Montesquieu

LAISSEZ-VOUS À PRÉSENT ENVAHIR PAR LES SEMIS D'AMOUR... DE SOI

Ce n'est que lorsque l'homme a trouvé la paix en lui-même qu'il peut entreprendre de la chercher dans le monde entier.

Martin Buber

Libérer son champ de conscience de ses peurs et fureurs, chasser les mauvaises herbes de son jardin mental et apprendre à s'aimer tel que l'on est, quelle paix ! C'est dans la paix, qu'avec l'idée de perfectibilité, on entre en résonance avec son moi profond. Vous n'êtes pas parfait, tout le monde le sait. Qui est parfait, sinon Dieu ? Vouloir lui ressembler dénote d'un manque d'humilité. *Je suis nul, je suis un incapable, un faible*, est un blasphème. Intenter à soi revient à intenter à Dieu qui, en soufflant dans le nez d'Adam pour lui donner l'esprit d'intelligence et l'haleine de vie, a fait sa demeure en nous. *Rouah Elohim*, souffle divin dans l'être ! À méditer pour enfin décider une réponse tendresse aux appels de détresse de l'enfant qui souffre et qui sommeille en nous. Cessons donc de porter ces faux jugements qu'intègre l'inconscient.

L'amour de soi, en découvrant le fond de sa personnalité intime, en se reliant à soi, en acceptant ses imperfections sans auto-accusations permanentes, instaure la confiance et évacue les ressentiments au profit des sentiments.

L'admiration est une émotion que l'on éprouve quand on se regarde dans un miroir, ai-je lu un jour. Le miroir est pour moi cette lumière qui nous éclaire sur ces belles réalisations qui sont à notre actif, à ce stade de notre vie. Études, mariage, enfants, carrière, habitation... Même si nous n'en avons réalisé qu'une et une seule, prenons conscience qu'elle a nécessité de notre part détermination, persévérance, amour débordant et parfois même saut dans l'inconnu et nous avons réussi ! Admirons-nous, en excluant toute idée narcissique bien entendu. Aimons-nous pour enfin cesser de tracer dans notre lutte contre l'obésité une trajectoire hachée. Mettons-nous dans cet état d'esprit, celui qui nous a animés lors de ces projets concrétisés : amour, désir d'avancement et de progrès.

Ainsi armés, nous serons plus réceptifs aux idées justes, la première étant que l'amour de soi est un bonheur qui suffit à lui seul à compenser un vide intérieur jusque-là comblé par des passages à l'acte lourds de conséquences.

Guérir les fractures de l'âme par la nourriture n'est qu'une illusion. Utilisée comme anxiolytique à action immédiate, ou comme médicament préventif de l'angoisse, elle n'assure pas de réveils triomphants. C'est pire le lendemain car, à un affect* désagréable, on ajoutera un affect très désagréable : la dépréciation de soi. La nourriture n'est pas du Synthol ! Écoute, attention, compassion, amour de soi, sont les potions magiques pour un rétablissement définitif de la structure de l'âme et de la silhouette car, **si on n'évacue pas les toxines de l'âme et si on ne s'enveloppe pas d'amour de soi, on s'enveloppe de graisse.**

RÉÉDUCATION ALIMENTAIRE

L'information est un droit y compris en biologie et en nutrition. Et ceux qui la détiennent ont le devoir de la délivrer pour ne pas être accusés de non-assistance à personne en danger.

Dr Jean-Marie Bourre

Ici, l'Amie-Callef s'en charge.

Jean Ferniot : *La crise de notre civilisation est au fond de nos assiettes*

Notre patrimoine génétique nous fait déjà naître très inégaux, il serait de surcroît inacceptable que la sélection sociale s'effectue par une éducation nutritionnelle insuffisante, qui influence le corps et l'esprit, écrit si justement Jean-Marie Bourre. D'ailleurs, il y a quatre ans, sous l'égide de l'O.M.S. (Organisation Mondiale de la Santé), la France a participé à une enquête menée dans vingt-quatre pays auprès de 110 303 jeunes de onze, treize et quinze ans sur la façon dont ils percevaient leur santé.

À treize ans, 45 % des filles s'estiment en surpoids et 21 % des garçons déclarent vouloir en perdre, l'image des filles se dégradant plus rapidement que celle des garçons. Sur 4 004 Français interrogés, seuls 40 % des filles et 55 % des garçons ont répondu « oui » à la question *« vous sentez-vous en bonne santé ? »*. Autrement dit, déjà, entre onze et quinze ans 60 % des filles et 45 % des garçons s'estiment menacés.

Les parents en ont-ils conscience ? Que font-ils ? Et l'on est choqué parce que la délinquance juvénile est de plus en plus précoce. Tous les facteurs responsables ont été identifiés : déliquescence familiale, défaut de socialisation à l'école, chômage, laxisme parental, tout, sauf l'aspect nutritionnel et comportemental.

Un adolescent qui disqualifie le rythme de trois repas par jour, de la chaleur du partage, de la convivialité qui lui est associée au profit de séances de « télé-bouffe », donne la primauté à ses signaux extérieurs et voit ses comportements alimentaires rythmés par la publicité, les intervalles et les émotions, au détriment de ses signaux intérieurs : appétit, faim et satiété.

Ce même adolescent qui, s'il n'est pas vrillé à son siège télé, Mac-bouffe à toute heure de la journée, occulte le petit-déjeuner, crache sur les légumes, s'empiffre de barres et hop ! ça repart, se shoote aux boissons gazeuses détenant les records de sucre et de caféine et dont le pH à 2,4 en fait des agresseurs de l'émail dentaire, lorsqu'il débloque par carences vitaminiques et troubles métaboliques, on le met sous tutelle !

Danièle Starenkyj dans *L'Adolescent et sa nutrition* révèle une étude australienne de laquelle il ressort que 5 % des adolescents sont grands consommateurs d'alcool et que 24 % des garçons et 13 % des filles boivent au moins un verre de boisson alcoolisée par jour. Et cela lorsque la carence affective n'en fait pas des boulimiques ou des anorexiques.

> *Et si leurs habitudes nous scandalisent plus que les nôtres, c'est uniquement parce que leur jeunesse les amène à exagérer, à exacerber ce qu'ils ont appris en nous regardant faire par le biais de la télévision, des journaux, des affiches.*

Restons sur une note optimiste : les autorités prévoient le renforcement de l'ordonnance du 2 février 1945 qui stipule que *la France n'est pas assez riche d'enfants pour qu'elle ait le droit de négliger tout ce qui peut en faire des êtres sains.* Gageons que si l'aspect nutritionnel n'est pas pris en compte, toutes peines seront perdues et... retrouvées.

BUVEZ UN LITRE ET DEMI À DEUX LITRES D'EAU PURE PAR JOUR MAIS SANS VOUS NOYER

Une ténèbre sur les faces de l'abîme mais le souffle d'Elohim planait sur les eaux...

La Bible

Source de vie, eau primordiale, lieu de naissance du monde, dans toutes les civilisations, mythes et légendes l'ont célébrée. Alimentée par la pluie, magnétisée par l'orage, lorsque la source est tarie par la sécheresse, c'est par le magnétisme qu'elle aura transmis sur son parcours que le sourcier la détectera.

Si la survie sans eau n'excède pas trois jours par température ambiante élevée et six jours par température modérée, c'est parce qu'elle est indispensable à la vie. Elle compose 70 % du poids corporel. À l'aide des enzymes, elle permet de mener à terme les réactions chimiques qui se déroulent dans l'organisme.

Un corps de soixante-dix kg contient environ vingt litres d'eau dans les cellules (liquides cellulaires), douze litres entre les cellules (liquides tissulaires), trois litres qui entrent dans la composition du plasma sanguin, soit au total trente-cinq litres qui doivent être maintenus coûte que coûte. Or, plus la surcharge graisseuse est importante, moins ces proportions sont respectées car la graisse est hydrophobe*, elle n'aime pas l'eau, elle n'en contient que 18 %. Ainsi, plus la masse grasse est importante, plus le pourcentage en eau diminue.

Afin de ne pas rompre l'équilibre que la nature a

voulu, le volume d'eau doit être constant. Il provient de trois sources : l'oxydation des aliments (eau métabolique) l'eau des aliments, l'eau des boissons. C'est surtout cette dernière qui permet de maintenir l'équilibre entre les entrées et les sorties, celles-ci se faisant par la transpiration (visible), la perspiration (invisible), les poumons, les selles, les urines.

Combien faut-il boire ?

Le corps dépensant en moyenne 500 ml par la peau, autant par les poumons pour les besoins respiratoires, 150 ml pour la formation des selles et le reste par les reins, soit largement plus de deux litres par jour, la même quantité est nécessaire si on ne veut pas rompre le cycle. Le cœur voit passer 7 000 litres de sang par jour, les reins en filtrent 137 par vingt-quatre heures, on comprendra à quel point il est indispensable de boire si l'on veut faciliter le travail des enzymes, activer les réactions chimiques, dissoudre les déchets puis les éliminer, réguler le transit, freiner le vieillissement et maigrir assurément.

Si on ne boit pas assez, le sang conserve un poids spécifique plus élevé. Les déchets provenant du renouvellement cellulaire ne sont qu'imparfaitement éliminés. L'organisme est alors empoisonné par ses propres déjections. Il n'existe pas de liquide connu des chimistes qui soit capable de dissoudre autant de substances solides que l'eau. Si par conséquent, elle est fournie en quantité suffisante, le processus de nutrition se trouve stimulé parce que l'effet paralysant des déchets toxiques est annulé.

Pr. Bryce
Lois sur la vie et la mort

Quand faut-il boire ?

Avant d'avoir soif, la soif étant déjà la manifestation d'un déficit. La diurèse* devant se dérouler sur une journée et non sur quelques heures, il ne s'agit pas de « siffler » sa bouteille entre dix-neuf et vingt et une heures, les reins seraient rapidement submergés. Je conseille les habitudes-réflexes suivantes :

- Un verre au réveil à boire très lentement si on a pris la précaution de se laver soigneusement et non précipitamment les dents et la langue la veille, à la brosse et au jet, le fil dentaire pouvant éventuellement remplacer le jet. Rester allongé quelques minutes.
- Un verre d'eau un quart d'heure avant chaque repas, très peu au cours du repas et pas du tout après et ce pendant trois heures afin d'éviter la noyade aux enzymes digestives. Cette mesure ne posera pas de problème si la règle de « déconcentration alimentaire » est respectée : pas d'aliments trop salés, trop sucrés, pas d'alcools forts.
- Un verre avant chaque pipi et non après, en pensant au slogan « buvez-éliminez ».
- Une tisane digestive au coucher car pendant le sommeil le foie lui, ne dort pas. Un léger coup de

pouce activera ses fonctions de synthèse, de neutralisation et de purification.

Quelle eau faut-il boire ?

Une eau pure, plate, au pH légèrement acide : entre 6 et 7. Un pH élevé de l'eau s'oppose à l'activité enzymatique. Ces critères ne correspondent pas à l'eau du robinet. À ses défenseurs qui affirment que les substances toxiques qu'elle contient ne sont pas nocives compte tenu des doses minimes, je réponds qu'il est inutile de les ajouter aux polluants alimentaires et atmosphériques qui nous sont généreusement dispensés par ailleurs. Pesticides, fongicides, insecticides ajoutés aux produits chimiques que les usines déversent dans les rivières se retrouvent in fine dans nos robinets.

> *Aujourd'hui, nos usines déversent de l'arsenic, du mercure, du plomb. Nos égouts y amènent des détergents. Nos champs cultivés y font ruisseler engrais et pesticides... la pollution de l'eau que l'on boit est à l'origine de nombreux cancers.*
>
> Commandant Cousteau

Le calcaire dont on perçoit tous les jours les dépôts sur notre robinetterie, on ne voit pas pourquoi il se gênerait d'en faire autant sur notre tuyauterie interne. Les canalisations au plomb véhiculent ce métal dans la tête de nos bambins. Les enfants stockent ainsi 50 % du plomb absorbé et sont victimes de retards scolaires parce que leur QI baisse. Le chlore tue microbes et bactéries et continue ses ravages dans notre flore intestinale. En se combinant aux matières organiques de l'eau, il se transforme en substances très dangereuses.

Après ça, si vous trouvez une eau du robinet qui correspond aux critères de pureté, buvez-la, sinon filtrez-la par le procédé à osmose inverse, principe élaboré en 1826 par René Dutrochet, physicien de l'Académie des Sciences.

> *On obtient avec l'osmose inverse, à partir de l'eau du robinet chargée de nitrates et autres polluants modernes, une eau aussi pure que si elle sortait d'une source naturelle.*
>
> Dr Catherine Kousmine

Ce n'est certainement pas par caprice que la NASA a instauré ce système pour les vols spatiaux et qu'en milieux hospitaliers, on l'utilise pour dialyser les malades.

« Tout le monde il est bio » s'exclame le *Canard Enchaîné*. Il est inutile de sélectionner sévèrement légumes, fruits, céréales si l'eau dans laquelle on les fait cuire est empoisonnée et concentrée en nitrates dont le taux après cuisson dépassera les 50 mg admis. Mais pas de panique au sujet des nitrates, le professeur Apfelbaum vient de déclarer à l'antenne d'une radio périphérique que *l'on peut manger les nitrates à la petite cuillère...*

Par décret du 26 septembre 1994, les mairies sont tenues d'afficher le résultat des contrôles effectués par la direction départementale des affaires sanitaires et sociales (D.D.S.S.). Je conseille d'y faire un tour car notre organisme compte cent milliards de cellules par kilogramme de poids. Boire de l'eau polluée pollue la cellule et oblige le corps à lutter avec acharnement pour éliminer ces substances. Cette guerre se soldera par une fatigue chronique, signe avant-coureur du vieillissement organique qui s'annonce. Lorsqu'un homme vieillit, on lui trouve du charme. Lorsqu'une femme porte les marques de ses erreurs alimentaires, de ses excès d'alcool, de tabac ou de soleil, on dira si on est gentil que ses rides lui donnent le charme de son âge... avancé.

Pour échapper à cette triste fatalité et ne pas tomber en décrépitude alors que l'espérance de vie augmente de trois mois par an pour les femmes, même l'eau en bouteille doit être sélectionnée avec soin. En effet, les eaux fortement minéralisées, même si elles avaient le pouvoir thérapeutique que leur confère la publicité, ne devraient être consommées que lorsqu'elles sont conseillées par un thérapeute. Chlorures, carbonates, sels, sulfates ne correspondent pas forcément aux besoins de tous. Quant à leurs minéraux qui alimentent la bataille impitoyable que se livrent les marchands d'eaux, ils sont moins assimilables que ceux des aliments, leur structure étant différente. En cure thermale, elles sont efficaces car bues à la source, les minéraux y sont encore biodisponibles. Après la mise en bouteille, ce n'est plus le cas.

Les eaux à bulles font des bulles. En cas de fatigue, elles peuvent avoir un effet dynamisant, mais consommées régulièrement elles troublent la digestion. Certaines d'entre elles, riches en chlorure de sodium, sont déconseillées en cas de régime désodé.

Quelle soit vive, dormante, plate ou pétillante, l'eau, ce mélange détonant d'hydrogène et d'oxygène doit couler sans arrêt et sans cesse dans et entre nos cellules pour les purifier.

> *Vous les eaux qui réconfortez, apportez-nous la force, vous les eaux, donnez sa plénitude au remède afin qu'il soit une cuirasse pour mon corps et qu'ainsi je voie longtemps le soleil.*
>
> Rigvéda

SUPPRIMEZ ALCOOLS CUITS ET ALCOOLS FORTS

De l'arabe *Al Khoul*, l'alcool désignait autrefois une poudre fine à base de sulfure d'antimoine. Puis ce terme fut utilisé pour désigner les principes volatils isolés par distillation. Un gramme d'alcool libère sept calories qui atteignent les neuropeptides, molécules jouant un rôle fondamental dans les mécanismes régulateurs de la faim. Transformé en triglycérides par le foie, il majore les risques de maladies cardio-vasculaires. Tout ceci en faisant fuir le magnésium et en pillant les réserves en thiamine, vitamine du groupe B, indispensable à toutes les fonctions métaboliques que le programme alimentaire oriente vers l'amaigrissement. Le déficit est si important que l'on envisage sérieusement d'en supplémenter les alcools.

Excitant même à faible dose, l'alcool fait tournebouler la tête, libère inhibitions et tensions certes, mais oblitère l'attention nécessaire à l'amaigrissement. Il ne permet ni maîtrise ni autocritique si bien qu'au cours d'une soirée, l'euphorie du moment fait que l'on accepte le premier verre, puis c'est le verre qui prend l'ascendant sur l'amaigrissement. Sa consommation régulière aggrave les tendances agressives et les comportements asociaux liés au stress des kilos. Et si, dans une atmosphère anxiogène*, l'alcool est utilisé comme tranquillisant à effet immédiat, parce qu'il offre à l'instant présent un recul euphorique par rapport à un événement, ses effets secondaires seront plus graves que la gravité dudit événement : (100 000 décès par an en France pour excès d'alcool). Ce risque est supérieur chez la femme dont le seuil de tolérance à l'alcool est bien inférieur à celui de l'homme. Menacée par l'ostéoporose, une dépendance à l'alcool multiplierait par sept les risques de fracture ! De quoi devenir nostalgique de la prohibition, surtout lorsque l'on sait que c'est un oxydant majeur qui accélère le vieillissement en sclérosant les organes.

Au double scotch, solution de facilité qui ne nécessite aucun effort d'apprentissage, nous opposerons les techniques de relaxation et de méditation bien plus efficaces et plus durables car elles émanent de la source intérieure de chacun, en excluant les dépendances.

Le vin

Cité dans la Bible, apprécié par les Gaulois autant que par Osiris et Dionysos, il n'en reste pas moins une boisson hautement calorique, un litre de vin libérant 700 calories.

Obtenu par fermentation de raisins frais écrasés, ou simplement du jus, c'est une solution aqueuse qui contient trois cents composés chimiques dont l'alcool éthylique. Cependant, un verre de bordeaux peut être intégré aux repas. Polyphénols, acide salicylique agissent sur la coagulation sanguine au même titre que l'écorce de saule dont est extraite l'aspirine. Il aurait aussi la vertu d'augmenter le taux sanguin de cholestérol HDL (le bon).

À Harvard, des chercheurs ont mis en évidence que l'ingestion quotidienne d'un à deux verres de vin diminue le taux de cholestérol dans la bile et par voie de conséquence les risques de formation de calculs biliaires.

Une enquête de l'INSERM aurait démontré que les buveurs de bordeaux encouraient moins de risque d'être atteints par la maladie d'Alzheimer que les non buveurs. A quand son remboursement par la Sécurité Sociale ? Ces études ne concernent que le vin rouge, le vin blanc augmentant dangereusement les sécrétions acides, je ne le recommande pas.

Le champagne, bien que titrant 13 à 14° d'alcool est programmé le dimanche, ses bulles euphorisantes contribuant à la liberté de faire la fête en maigrissant. Un litre de champagne contenant trente-cinq grammes de sucre, il sera limité à une coupe ou une flûte selon l'appréciation de chacun, mais du meilleur, un de ceux que n'aurait pas renié Dom Pérignon, son inventeur.

La bière

Fournissant de 4 à 7 % de glucides, la bière est une boisson énergétique composée d'eau minéralisée, d'alcool et de sucre. Elle est obtenue par fermentation de malt (orge germé) additionnée de levure. On y ajoute des fleurs de houblon qui lui donnent son goût amer et aident à mieux la conserver. Elle fournit de petites quantités de minéraux : potassium, sodium, magnésium et de la vitamine B mais, hélas, elle double en une heure le taux d'acidité.

Pour la bière alcoolisée, le taux d'alcool varie de 1 à 7°. Il est calculé en degrés « régie » supérieurs aux degrés alcooliques. Les degrés « régie » ne correspondent pas au taux d'alcool comme dans les autres boissons alcoolisées, mais au taux de concentration du moût en extrait de malt. Si bien qu'une canette de bière de luxe apporte environ dix grammes d'alcool, soit plus qu'un apéritif à 20° ou un digestif à 40° !

Une bière de temps en temps pour étancher une soif estivale, oui, de la bière tout le temps, non, car elle contient naturellement de la tyramine, amine dite toxique, dérivée d'un acide aminé, la tyrosine. Il y en a moins que dans les fromages, mais consommée exagérément par ceux qui carburent « au demi », elle peut provoquer des maux de tête, des vertiges, une augmentation de la tension artérielle, principalement chez les utilisateurs d'antidépresseurs. Riche en oxalates (sels de l'acide oxalique), elle favorise la formation de calculs rénaux, les oxalates se combinant au calcium.

Si dans l'ancienne Égypte on lui prêtait des vertus rajeunissantes, aujourd'hui ce n'est plus le cas.

Le cidre

Le cidre est une boisson composée d'eau, d'alcool et de sucre. Il est obtenu par fermentation de jus de pommes rigoureusement sélectionnées et parfois associées à des poires.

La quantité de sucre contenue dans le cidre est inversement proportionnelle à sa quantité d'alcool. Si bien que le cidre doux qui titre à 3° d'alcool fournit 40 grammes de sucre alors que le cidre sec à 6,5° d'alcool n'en contient presque pas. Mais un gramme d'alcool libérant sept calories, sa consommation régulière est fortement déconseillée.

Un verre de cidre pour accompagner une crêpe à la Chandeleur, pourquoi pas ? Mais à d'autres moments, aucun intérêt d'autant plus que son contenu en vitamines et minéraux ne diffère pas de la pomme dont il est extrait. Je lui préfère le fruit du pommier, arbre sacré des Gaulois sous les branches duquel Merlin enseignait et qui, dans la légende de la belle Artémis, symbolisait l'immortalité.

Pour conclure sur les boissons alcoolisées, demandons un miracle à Saint-Émilion, si ce n'est ni un magnum ni un balthazar, il nous l'accordera à raison d'un verre par jour en période d'amaigrissement et de deux en stabilisation. Dom Pérignon me souffle que deux coupes de champagne le dimanche pourront être ajoutées si le tout n'est pas consommé à jeun, auquel cas le foie serait rapidement submergé. À ceux qui n'y tiennent pas, je conseille de ne pas se forcer et de s'en tenir à la force de l'eau dont ni les hommes ni les animaux, ni les plantes ne peuvent se passer. Jusqu'à deux litres par jour, boissons chaudes comprises, ils peuvent en user sans modération, d'autant plus que ces bouteilles ne portent pas la mention *« l'abus est dangereux, en user avec modération »*.

Remarque : **L'alcool ne désaltère pas, il altère.**

METTEZ À PROFIT VOTRE AMAIGRISSEMENT POUR VOUS LIBÉRER DE LA TYRANNIE DU SUCRE

C'est toujours le sucre ou quelque chose de sucré artificiellement par le sucre chimique industriel et commercial qui est le meurtrier n° 1 sans égal dans l'histoire de toute l'humanité.

Georges Ohsawa

Blanc, il est obtenu par traitement au bleu de solanthrène, joli nom mais vilain produit chimique. Roux, il n'a pas été débarrassé de ses impuretés. Blanc ou brun, il n'est pas indispensable sous sa forme courante car le corps sait le fabriquer à la demande à partir des acides aminés et des acides gras.

Tous les besoins de la nutrition humaine peuvent être comblés sans avoir à prendre une seule cuillerée à thé de sucre blanc, de sucre brun, de sucre brut, tels quels dans les aliments ou les boissons... si seulement une petite fraction de ce qui est déjà connu au sujet des effets du sucre devait être révélé et mis au compte d'un quelconque additif alimentaire, cet additif serait promptement banni.

John Yudkin

Le docteur Jean-Marie Bourre m'a appris lors de

l'une de ses conférences que le liquide amniotique et le lait maternel sont déjà sucrés. Autant dire que le combat que nous devons livrer contre ce pseudo aliment pour le goût duquel nous avons été formatés déjà en gestation, ne pourra être livré qu'en lui opposant une information complète qui encouragera le consommateur à une modification de son comportement alimentaire et de ses goûts.

Le devoir d'un conseiller en nutrition est d'informer son client de la violence du mal qui le menace avant qu'il ne soit trop tard, car, entre le pont et l'eau, on peut encore respirer. D'où ma détermination à démontrer que le sucre sous sa forme simple est ennemi de la santé. En effet, tout ce qui aura été détruit par lui ne sera pas récupéré intégralement dès lors que les désordres combinés du foie qui ne peut plus stocker, du pancréas qui ne peut plus répondre, des glandes surrénales qui se sont épuisées, ont entraîné des troubles de santé et que les bactéries qui, grâce au sucre, ont proliféré dans l'intestin, ont émigré jusqu'au système lymphatique.

Malgré le réconfort qu'offre le sucre parce qu'il sert de substitut à l'amour manquant, d'anesthésiant des blessures intérieures, qu'il est associé aux notions de plaisir et de récompense, il va bien falloir s'en passer pour maigrir et apprendre à obtenir des autres le soutien que l'on croit puiser dans le sucre. Pour cela, il faut oser parler de ses blessures, sans quoi lorsque l'acuité de la douleur ravivée à la faveur d'un événement non accepté atteint son paroxysme et qu'on ne peut la fuir, on l'enfouit et l'étouffe par une réponse édulcorante : le sucre.

Le sucre menteur, le sucre voleur, le sucre saboteur.

Menteur car il fait croire à un apaisement qu'il fournit au prix d'une nouvelle misère : culpabilité et dépréciation de soi ajoutées au stress physiologique car, assimilé rapidement, il procure une ascension brutale du taux de glucose perturbant ainsi l'équilibre entre l'insuline qui le fait chuter et les surrénales qui déchargent leur adrénaline pour le faire remonter.

Voleur car, quelle que soit son origine, le sucre fournit 99,5 % de saccharose, mais aucun micro-nutriment nécessaire à son assimilation. Pour se faire accepter, il pille dans nos réserves des vitamines et des minéraux qui seraient mieux utilisés ailleurs. Et même si les réserves en vitamines et minéraux sont conséquentes, celles en oligo-éléments sont faibles et parfois même à l'état de traces, ce qui ne soustrait rien à leur caractère vital. Par leur seule présence ils activent les réactions chimiques.

Si, consommé à des doses modérées pour satisfaire quelques plaisirs gustatifs, il n'entraîne pas de déficiences, à des doses élevées telles que les consomment les accros au sucre, les carences sont majorées.

Dans *Le mal du sucre*, Daniel Starenkyj rapporte une étude concernant le déficit en vitamines B1 et B2 accusé par une consommation journalière de cinq cents calories vides tirées de 148 grammes de sucre (54 kilos par an), dose largement dépassée par les « saccharo-dépendants » puisque 100 grammes de chocolat fournissent 57 grammes de sucre, 100 grammes de nougat 55 grammes de sucre, un litre de soda de 16 à 26 morceaux de sucre, une crème glacée 6 cuillères à thé de sucre, une part de tarte aux pommes 12 cuillères à thé de sucre, une part de gâteau au chocolat 14 cuillères à thé de sucre, sans compter l'apport des biscuits, céréales au sucre ajouté, confitures, marmelades etc.

Selon le Docteur Roth de New York qui a réalisé cette étude, pour métaboliser 500 calories d'hydrates de carbone par jour, 0,25 mg de vitamines B1 et B2 sont nécessaires. En multipliant ce chiffre par 365 jours, on atteint 0,90 mg par an !

À méditer lorsque l'on sait que l'utilisation du glucose par le cerveau requiert impérativement la vitamine B1 et que la vitamine B2 est indispensable au métabolisme des lipides, des glucides et des protéines et qu'elle insuffle l'énergie.

Saboteur car il dérègle l'alliesthésie, système subconscient qui gère la faim et la satiété. Si elle dérape, ces deux notions disparaissent au profit de grignotages incessants, ne laissant à l'obèse aucune chance de maigrir définitivement.

A quand la mention *nuit gravement à la santé* ? Santé dont la définition de l'O.M.S. est **« état de bien-être physique, mental et social ».**

- **Physique**, sûrement pas dès lors que les chercheurs font un lien étroit entre l'abus de sucre et les infections par staphylocoque.
- **Mental**, encore moins lorsqu'il est établi que 73 % des schizophrènes sont hypoglycémiques.
- **Social**, comment ? Au sein d'une société rivée aux exigences du look et dont on connaît la « grossophobie » parfaitement illustrée par feu Anne Zamberlan dans son ouvrage dont je conseille toujours la lecture.

  La société hait les gros au point de les acculer à l'isolement où seul l'aliment leur tient lieu de compagnon et le sucre de calmant.

Aussi, dès le premier entretien et l'élaboration du programme individualisé, je mets l'accent sur les aliments riches en chrome, en manganèse, en fibres et en protéines afin d'obtenir une régulation de la glycémie et par voie de conséquence une diminution des besoins en sucre. Pour ce qui concerne les envies, je fais appel à la sophrologie.

Remarques :

- Les sucres de synthèse constitueront un bon substitut en cette période de sevrage, mais sans exagération car pris en excès ils entraînent une modification de l'humeur, dans le mauvais sens, en favorisant des troubles du sommeil, de la mémoire, de la vue et du métabolisme.
- Pour les pâtisseries « minceur », l'aspartam perdant son pouvoir sucrant sous l'effet de la chaleur, on fera appel au fructose. Ayant un pouvoir sucrant double de celui du sucre, on en mettra deux fois moins sans ignorer toutefois que, pris en excès, il augmente les taux de triglycérides et d'acide urique, allant même jusqu'à provoquer des crises de goutte.
- Quant aux gâteries dites sans sucre mais au sorbitol, il s'agit d'un trompe-consommateur, voire d'un abus de confiance car le sorbitol alimentaire est un sucre qui fournit quatre calories par gramme comme le sucre mais qui échappe à cette appellation grâce à un privilège administratif et législatif qui a réservé cette dénomination aux sucres de betterave et de canne. Consommé régulièrement, il provoque troubles abdominaux et diarrhées. Au cours d'une expérience faite sur des rats à qui on a fait consommer du sorbitol durant trois semai-

nes, il est apparu que leur poids avait triplé à la suite de l'épaississement des parois.

J'ai sous les yeux l'emballage d'une tablette de chocolat noir dit « sans sucre ». La mention « sans sucre » figure trois fois et on n'a pas eu de scrupule à le sous-titrer :

Ligne
gourmande

« Ligne » en gros caractères pour le cas où ce terme échapperait à l'attention de l'acheteur. Je lis : *« valeur énergétique moyenne pour 100 grammes : 501 calories »*, soit 5 010 calories par kilo, ni plus ni moins qu'un chocolat, un vrai, sans aspartam et sans polyols, même composition chimique que le sorbitol obtenu par hydrogénation du glucose.

Quelques semaines seulement après l'application du programme alimentaire et le renoncement au sucre, mes clients me confient que le sucre dont ils ont appris à se passer, les écœure. Victoire ! Joie indicible car je sais qu'en ne mettant plus ainsi du sucre sur leurs blessures, ils ne mettront plus de plomb dans leurs chaussures et encore moins de sel sur leur chevelure pour n'en conserver que le poivre noir !

Après l'amaigrissement, le sucre intégral sera introduit sous haute, très haute surveillance dans une logique alimentaire de maintien des résultats acquis, c'est-à-dire avec conscience que les desserts font partie d'un repas convivial certes, mais que si le festif devenait cumulatif, on accumulera encore une fois des boules de suif. Mais les transformations ayant été radicales, on aura aucun mal à s'en tenir à un dessert par semaine. Je parle des desserts du commerce, les desserts « maison », on peut tous les jours et même en période d'amaigrissement.

Publi-information parue dans un magazine

> *Savourer le sucre, une vraie tradition!*
> *Transmettre le goût du vrai.*
> *Choisir des produits sains et naturels comme le sucre, est à la fois une question de bon sens... et de bon goût!*
> *C'est aussi le meilleur moyen de transmettre à nos enfants un héritage gustatif fondé sur la qualité et la saveur. Car tout comme les mathématiques ou la grammaire, le goût s'apprend, s'exerce et se cultive. De même que l'équilibre alimentaire s'acquiert au fil des années. Là encore, tout se joue dès l'enfance, à l'âge où l'on commence à discerner ce qui est bon et ce qui ne l'est pas, tant pour la santé que pour le palais. En aidant dès maintenant nos enfants, petits et grands, à reconnaître et à apprécier des produits de qualité tels que le sucre, nous contribuons à préserver leur avenir. Et nous leur offrons un précieux guide du savoir bien vivre, qu'ils garderont à tout jamais.*

Et c'est ainsi que l'on fait d'une publi-information un publi-mensonge. Plus c'est gros, plus ça passe! Moi qui ai « bouffé » mes 25 kg en glaces et en chocolats au point d'écoper d'une arthrose de la hanche à 35 ans, je publie une autre information concernant le sucre, tirée d'un ouvrage traitant de la nutrition et publiée il y a déjà cinquante ans !

> *Ce sont malheureusement les enfants qui souffrent le plus de la consommation exagérée du sucré sous toutes ses formes et emplois. Bonbons, gâteaux secs, pâtisseries, lait trop sucré, sirops divers, donnés en vue de pallier aux (sic) dommages que cause leur mauvaise alimentation qui les constipe, les rend fiévreux, nerveux et, par encrassement, souvent enrhumés – tout cela hypothèque lourdement leur résistance organique et leur prépare un avenir riche en maux variés... Le sucre est une des grandes causes des maladies digestives, rénales et de l'acidification qui pervertit de plus en plus la nutrition des individus inconséquents, qui vivent sans connaissance des lois alimentaires...*
>
> *Tous les produits alimentaires dans lesquels le sucre entre dans de grandes proportions sont à mettre à l'index...*
>
> *Un morceau de sucre dans la boisson du petit-déjeuner, dans les infusions, le café ou le thé, équivaut à une consommation excessive, dangereuse pour les viscères. Il faut y penser quand il est temps encore, quand le foie, brutalisé, lassé, n'a pas encore tout à fait résilié ses fonctions et que les maladies variées de*

la nutrition n'ont pas encore fait leur apparition.

Dr. Hanish

DU SEL DANS VOTRE VIE, AUTANT QUE VOUS VOULEZ MAIS DANS VOS ASSIETTES, N'EN FAITES PAS UNE SALADE !

Utilisé depuis 6 500 ans avant J.-C. soit pour purifier les aliments, soit pour les conserver, il était utilisé par les Romains pour soigner les blessures et par les Grecs pour éloigner les démons. Et quand bien même Dieu a exigé de Moïse qu'il sale les « méchouis sacrés » en signe d'alliance, il n'a jamais demandé de vider la salière sur un plat avant même de le goûter.

Le sel est nécessaire au fonctionnement des cellules et au maintien de l'équilibre hydrique, mais à raison de six grammes par jour affirment les épidémiologistes. Pris en excès, il diminue les réserves de calcium en augmentant la fragilité osseuse. Il inflige le même sort aux réserves de potassium. Or, une carence en potassium procure une chute du taux de glucose. On retiendra donc qu'une appétence excessive pour le sel indique une défaillance des surrénales*, prélude à l'hypoglycémie fonctionnelle.

Compte tenu du fait que les aliments en fournissent naturellement environ trois grammes par jour et que cinq grammes sont ajoutés aux produits manufacturés et ce même dans les gâteaux et les biscuits, en saupoudrer plus de un gramme par jour expose l'obèse par nature menacé, au risque d'une ascension vertigineuse de sa tension artérielle et à celui de l'accident vasculaire cérébral, sa conséquence.

Sans tomber dans l'excès du régime désodé, facteur de déshydratation, le sel est à prendre avec des pincettes. La diminution de sel total de 13 grammes à 9,3 grammes de 1976 à 1982 en Belgique a permis de constater une diminution de 50 % de la mortalité par accident vasculaire cérébral et de 40 % celle par infarctus ! CQFD pour vous inciter à conserver votre santé, mais sans sel ajouté avec excès.

Remarques :

- Le sel gris doit sa couleur au fait, qu'imparfaitement raffiné, il renferme plus d'impuretés que le sel blanc.
- Le sel de mer sélectionné pour sa richesse en iode voit cet élément s'évaporer régulièrement au cours de la conservation.
- Le sel iodé ne l'est pas naturellement mais à coups d'ajouts en iodure de sodium.

Pour un gramme par jour, inutile de se tracasser, le sel blanc conviendra parfaitement.

LIMITEZ IMPÉRATIVEMENT LA CONSOMMATION DE CAFÉ À DEUX TASSES PAR JOUR

Le café, infusion faite à partir de graines provenant du caféier, fut introduit en Europe par les Anglais qui créèrent les maisons de café. La première d'entre elles fut la Lloyd's, elle abritait le groupe d'hommes d'affaires qui créa la célèbre compagnie d'assurances. C'est à Saint-Germain-des-Prés que fut créé le Procope, premier café de France. Très vite se sont multipliés les cafés et, avec eux, à toute heure, les pauses « kawa », nom dérivé de Kavuskaï, roi persan qui se serait libéré de la pesanteur en s'élevant dans les cieux sur un char ailé. Mais nous, restons sur terre car, au-delà de deux tasses par jour le café est toxique et le syndrome de manque s'installe en créant une dépendance.

Cent cinquante-huit corps chimiques ont été répertoriés dans le café qui donne des ailes à notre rythme cardiaque et à notre tension artérielle, sans compter que, consommé à des doses toxiques il surmène les fonctions rénales, irrite le côlon, induit des cristaux dans les articulations.

Dégusté en fin de repas, il dilue les sucs digestifs, retarde la digestion, freine l'assimilation du fer, augmente les réactions aux hydrates de carbone, entraînant des hypoglycémies réactionnelles. Ses méthylxantines multiplieraient par trois les risques de développer le cancer du pancréas. Tout ceci associé à des états d'irritabilité, de nervosité, d'insomnie et d'angoisse dont doivent se passer les obèses déjà prédisposés.

Lui substituer du décaféiné n'est pas une grande idée car ce dernier est obtenu par traitement chimique au dichlorure d'éthylène ou de méthylène. Des chercheurs à Berkeley en Californie ont obtenu une augmentation de 6 % du cholestérol LDL (le mauvais) ainsi qu'une augmentation de 10 % des maladies cardio-vasculaires après substitution du café décaféiné au café régulier.

Donc, du café au programme, oui, mais pas plus de deux tasses par jour et jamais à jeun car il se dégrade en acide urique et acidifie l'organisme. Deux tasses, mais que de l'Arabica plus doux que le Robusta, filtré au papier qui a le pouvoir d'absorber une partie des substances huileuses produisant des élévations du cholestérol sanguin.

Quant au nuage de lait, je le déconseille, le café bloquant les sucs nécessaires à la digestion du lait. Il se forme alors des grumeaux insolubles responsables de troubles digestifs et hépatiques. Et tout cela l'Amie-Callef ne l'a pas lu dans le marc de café, je vous l'assure.

La pause-café étant inscrite dans les habitudes à ne pas contrarier, car liée à un moment de détente favorable à l'amaigrissement, je dirais que, à raison de deux tasses par jour consommées dans cette optique, il aura un effet bénéfique, mais qu'au-delà de cette quantité, ce ne sera qu'une prise de tête soit par la migraine, soit par l'angoisse et qu'il vaudra mieux l'oublier.

Une légende anglo-saxonne dit que « celui qui oublie de mettre du café dans la cafetière recevra un prix ». Quel prix ? Celui de ne pas ajouter au stress du quotidien celui de la dépendance.

Quand vous êtes jeunes et actifs, vous éliminez les acides toxiques du café par l'urine. Mais, plus tard, quand les reins sont affaiblis par l'âge, ces acides s'accumulent dans votre organisme goutte à goutte. Combien de temps pouvez-vous continuer à fouetter vos glandes endocrines ?

Dr. Bieler

SÉLECTIONNEZ LE THÉ VERT MAIS NON ASSOCIÉ AUX REPAS

Le thé est la boisson la plus répandue dans le monde après l'eau. Elle est obtenue par addition d'eau chaude à des bourgeons et des feuilles d'un arbre qui peut atteindre trente mètres de hauteur : le théier qui selon une légende japonaise serait associé à la fortune. Installons-nous sous le théier.

Boisson populaire en Chine depuis des millénaires, elle fut introduite en Europe au XVe siècle pour être utilisée comme médicament. On sait aujourd'hui que le thé est riche en catéchine, substance contenant des polyphénols : tanin ou acide tannique, à action antibactérienne, anti-inflammatoire et qui renforcerait les vaisseaux sanguins. Une étude menée à la faculté de médecine de Tohoku auprès de 6 000 Japonaises a démontré qu'une consommation régulière de cinq tasses de thé vert aurait contribué à diminuer les risques d'accidents vasculaires cérébraux. Cette action préventive serait due à l'effet antioxydant* du thé vert plus efficace encore que les vitamines C et E considérées pourtant comme des antioxydants majeurs.

La théine est un excitant du système nerveux au même titre que la caféine. Mais le tanin par son action astringente réduit l'effet de la théine. Le thé vert qui en contient plus que le thé noir rend donc moins nerveux. Le tanin se diffusant après la théine, l'infusion doit être prolongée pour l'obtention d'un thé moins fort. Une infusion trop courte ne laisse pas au tanin le temps de se répandre et donne une infusion plus excitante.

Remarques :

- Un thé de qualité doit se faire à l'eau de source, moins calcaire, frémissante et non bouillante. Jeter la première eau après quelques secondes d'infusion.
- Les thés aromatisés sont associés à la fleur, plante ou épice qui les parfume.
- La consommation de thé, si elle est régulière, ne doit pas être associée à un repas car le tanin se combine au fer consommé au cours du même repas et freine son assimilation.

Saluons l'efficience des Anglais qui ont programmé leur boisson nationale *for five o'clock*. Ils ont considéré que pris à cinq heures, il ne pillerait pas leurs réserves en fer et les dynamiserait, préparant ainsi leur soirée câline. Une légende ne dit-elle pas que si en le versant, le thé fait des bulles à la surface de la tasse, c'est un présage de baisers ? Voilà enfin une infusion qui favorise les effusions ! Il en existe d'autres, mais là n'est pas le propos.

CONSOMMEZ DU PAIN BIS À LA FARINE BIOLOGIQUE ET AU LEVAIN NATUREL

Toute graine céréalière est constituée de trois parties : une enveloppe, un germe et une partie centrale. Le germe et la coque sont riches en vitamines et minéraux, le centre est constitué d'amidon, qui donnera la farine.

La qualification du pain : blanc, bis, complet ou intégral est établie en fonction du taux d'extraction de la farine qui sert à le fabriquer. Il est déterminé par le poids total de farine tiré de cent grammes de grains.

Blanche, son taux d'extraction est de vingt-cinq, donc 75 % de ses richesses s'envolent dans les ailes du moulin. Elle ne fournit plus que de l'amidon ou presque. Dépourvue d'éléments vivants, elle se conserve indéfiniment. Pour augmenter sa durée de conservation, on y ajoute un produit chimique, le dioxyde de chlore dit « améliorant », pas de la santé assurément.

La farine bise dont on fait le pain dit « complet » a un taux d'extraction de 85 % et ne perd que 15 % de ses richesses. C'est celle que je conseille.

La farine intégrale qui, comme son nom l'indique, conserve l'intégralité des composants du grain, a un taux d'extraction de 98 %, elle peut s'avérer agressive au regard de l'intestin, je ne la recommande pas.

Les Babyloniens faisaient fermenter leur pâte de longues heures avant de la cuire. En 1665, un boulanger parisien eut l'idée de mettre de la levure de bière dans sa pâte à pain, il a baptisé son œuvre « pain mollet ». Aujourd'hui, les levures chimiques accélèrent le temps de fermentation, moins de 90 minutes et à nous le pain élastique sans odeur et sans saveur. Heureusement, quelques vrais boulangers ont remplacé la levure chimique par du levain naturel et prolongent le temps de fermentation, sans hésiter à sacrifier des heures de sommeil à la qualité pour ne pas risquer, comme au siècle de Voltaire, de voir les consommateurs incendier leur boulangerie par mécontentement.

Remarques :

- Les farines doivent être de culture biologique sans quoi elles pourraient contenir pesticides, engrais chimiques et autres produits toxiques.
- La quantité de pain à consommer dans une journée doit obligatoirement être fractionnée sur trois

repas. Une idée fausse est de croire que supprimer le pain aide à mieux maigrir. Le CNRS communique : *une alimentation à base uniquement de protéines et de lipides provoquera rapidement un état d'intoxication alimentaire.* Les protéines du pain, riches en acides aminés soufrés, interviennent dans la synthèse des protéines, notamment dans celle de glutathion, peptide indispensable à la défense cellulaire contre l'oxydation.

- Sujet à controverse : le mélange féculent-protéines serait incompatible. En théorie, peut-être, la transformation des protéines se faisant en milieu acide et celle des féculents en milieu basique, mais le besoin en protéines est d'environ quatre-vingts grammes. Cette quantité n'assure que le cinquième de la ration glucidique nécessaire, il faut donc y adjoindre du pain ou équivalent.

> *C'est donc une erreur de manger un morceau de viande sans pain ou autre aliment glucidique complexe... les problèmes nutritionnels ne sont pas liés à la viande elle-même mais bien à la pauvreté en glucides complexes et en micronutriments des mets qui entourent le plat de viande.*
>
> Christian Rémésy,
> Directeur de recherches INRA

Dès l'élaboration de mon programme alimentaire en 1987, j'avais compris que l'incompatibilité des sucres dits lents avec les protéines, qui faisait hurler à hue et à dia les fanatiques, n'était à prendre en considération que si les aliments glucidiques qui accompagnent les protéines sont consommés en quantité exagérée.

Remarques :

- Le pain de mie et les biscottes contiennent du sucre et des matières grasses. Ils sont exclus définitivement du programme car ils n'offrent aucun intérêt nutritionnel.
- Le pain de seigle est plus lourd que le pain de blé, certains boulangers y ajoutent du caramel pour le noircir.

CONSOMMEZ DES CÉRÉALES COMPLÈTES OU SEMI-COMPLÈTES

La consommation de céréales constitue 80 % des apports énergétiques dans les pays sous-développés et environ 20 % dans les pays riches. Elles fournissent une quantité appréciable de protéines, de glucides, de lipides et de vitamines du groupe B.

Au petit-déjeuner des Américains, elles ont été introduites dans les années 50 par le docteur John Harvey Kellog du Michigan, au petit-déjeuner de mes clients par la doctoresse Catherine Kousmine, précurseur de la diététique moderne.

Celles du docteur Kellog, à force de transformations ont perdu toute densité nutritionnelle. Elles trompent la faim sans nourrir jusqu'à l'hypoglycémie suivante. Celles de Catherine Kousmine sont pleines de substances originelles qui n'encrassent pas l'organisme mais le nourrissent. Consommées crues, elles fournissent une hormone végétale, l'auxine, qui renforce les gencives et donne du mordant à mes candidats à l'amaigrissement.

Les céréales les plus courantes sont l'avoine, le blé, le millet, l'orge, le riz, le seigle et le sarrasin. Le blé et le seigle ne peuvent être consommés crus car ils sont riches en gluten (partie élastique qui entoure les molécules d'amidon), facteur allergisant.

Pour la confection du petit-déjeuner kousminien, auquel j'ai soustrait les fruits frais, j'ai sélectionné l'avoine (sauf cas particuliers), non parce qu'elle figure en tête dans l'ordre alphabétique, mais parce qu'elle active les fonctions thyroïdiennes, ralentit la glycémie et lutte contre la paresse intestinale de ceux qui ont accumulé les erreurs. Ce n'est pas tout. Au XVIIIe siècle, un dictionnaire anglais, le Johnson, en donnait la définition suivante : «*grain généralement donné aux chevaux mais qui en Écosse subvient aux individus*». L'endurance de ces deux espèces qui ont souvent donné du fil à retordre à nos cavaliers et à nos rugbymen, m'a amenée à rechercher puis à identifier l'essence de cette force dont font preuve Écossais et chevaux anglais. Il s'agit de l'avénose, substance qui renforce la masse musculaire. Comme il était exclu encore une fois de maigrir «mou», je l'ai adoptée. Consciente toutefois que l'avoine est pauvre en phytase, enzyme qui détruit l'acide phytique susceptible de freiner l'assimilation du calcium, j'associe au programme des aliments qui fournissent ce minéral en quantité nécessaire et suffisante selon l'âge. De récentes études ont tout de même révélé que l'acide phytique a une action protectrice sur le côlon.

En dehors du petit-déjeuner, je conseille vivement de consommer régulièrement des céréales complètes et des pâtes semi-complètes, en substitut du pain.

Remarques :

- Si on substitue du son d'avoine aux médicaments qui font chuter le cholestérol, on réduit de 80 % le coût de l'ordonnance, tout en protégeant des effets secondaires de ce type de médicament *(Journal of the American Medical Association)*.
- Le millet est la céréale la plus riche en vitamine A et la plus vitalisante.
- L'orge entrait dans la composition du pain de la parabole évangélique, nourriture céleste donc.
- Le riz contient moins de protéines que les autres céréales mais elles sont de meilleure qualité. Quatre cents grammes de riz complet peuvent à eux seuls fournir la quantité de calcium nécessaire à un adulte. En riz blanc, poli, appauvri, il en faudrait huit kilos avec en prime le béri-béri.
- Le sarrasin ou blé noir, permet de confectionner de délicieuses crêpes et entre dans la composition du petit-déjeuner à la place de l'avoine, si le terrain se révèle acide.
- L'index glycémique* des pâtes alimentaires est plus faible, donc meilleur si elles sont agrémentées d'une cuillère d'huile qui ralentit le temps de vidange gastrique.

PENDANT L'AMAIGRISSEMENT (SEULEMENT) SUPPRIMEZ LE BEURRE ET TOUS LES ALIMENTS QUI EN CONTIENNENT

Inventé par les Indiens, il fut introduit en France par les Vikings et dans nos assiettes avec la bavette, la roussette et la tartelette, soit en moyenne trois fois par jour au lieu de deux fois par semaine, comme c'était le cas auparavant.

Pour répondre à la réglementation, le beurre doit contenir 16 % d'eau au maximum et 82 % de graisse. Deux kilos et demi de crème de lait sont nécessaires à la fabrication d'un kilo de beurre. La crème de lait est une graisse animale, saturée donc et qui par l'acide butyrique qu'elle contient dégrade les acides gras essentiels dont les obèses sont carencés.

Intervenant sur la muqueuse intestinale, pris en excès, il la rend poreuse et perméable aux agents toxiques, sclérose les artères et amoindrit les défenses immunitaires.

Les matières grasses saturées étant limitées à 10 % de l'apport calorique journalier, nous ne pouvons ajouter le beurre à la graisse de constitution des viandes que nous sommes obligés de surconsommer pendant l'amaigrissement. Ajouter du beurre à la graisse des viandes, le taux acceptable de matières grasses saturées serait vite dépassé. Une alimentation trop riche en graisses saturées (animales) voit les acides gras non résorbés se combiner au calcium et empêcher son assimilation.

Après l'amaigrissement, le beurre sera réintégré au programme à raison de dix grammes par jour au plus, sachant que, cuit, il perd ses vitamines, surchauffé il devient carrément toxique et que, consommé abusivement, il augmente les risques de maladies cardio-vasculaires.

L'argument selon lequel il est indispensable pour ses vitamines A et D ne tient pas, dès lors que le foie de mouton fournit en vitamine A 50 500 unités, le foie de veau 22 500, le jaune d'œuf 1 140 et que cette vitamine peut être également fournie par le carotène de certains légumes et fruits : carottes, épinards, persil, melons, endives, abricots frais et toutes les feuilles vertes. La vitamine D nécessaire à la fixation du calcium se trouve également dans l'œuf, la sardine, le hareng, le foie de poulet, les champignons et est fournie par l'action du soleil sur la peau à condition de ne pas la décaper au savon avant une exposition. Sa couche protectrice contient une substance, la cholestérine, qui active la production de vitamine D sous l'effet des rayons solaires. Mais prudence si l'on ne tient pas en prenant de l'âge, à avoir l'aspect d'un pruneau desséché et risquer le cancer de la peau en prime d'absurdité.

SUPPRIMEZ LA MARGARINE DÉFINITIVEMENT, SAUF SI VOUS EN DÉCOUVREZ UNE NON HYDROGÉNÉE

C'est à la demande de Napoléon III, animé de belles intentions j'en conviens, qu'elle fut introduite dans l'alimentation pour servir d'alternative au beurre, trop cher à l'époque. Il organisa un concours dont le lauréat fut

Mégè-Mouries, pharmacien. Celui-ci l'obtint en mélangeant du lait à de la graisse de bœuf, le suif.

Aujourd'hui, elle est fabriquée à partir d'huiles extraites de graines à l'aide d'un solvant, l'héxane, dérivé du pétrole. Les végétaux ne produisent que des fluides qui sont transformés en graisse ferme par un procédé chimique : l'hydrogénation. Il s'agit de faire passer de l'hydrogène en présence de nickel à travers l'huile extraite des graines. Cette augmentation de la quantité d'hydrogène dans les molécules graisseuses contribue à éliminer une grande partie des acides gras essentiels et en fait un corps gras qui n'offre pas d'autre qualité que l'absence de cholestérol, la margarine fournissant plus de calories que le beurre.

Au cours des différentes étapes de fabrication sont utilisés : acides : chlorhydrique, sulfurique, phosphorique, soude, argile, charbon... Tous ces éléments ne peuvent être éliminés complètement, ce qui a autorisé un magazine à émettre publiquement des doutes sur l'innocuité de cet aliment courant qui constitue un frein au processus normal d'assimilation. L'article intitulé « Margarine et Cancer » a fait l'objet d'un procès intenté par la Chambre syndicale des margariniers. *Ère Nouvelle* l'a gagné CQFD.

Certains praticiens ignorant le mode de fabrication de ce non-aliment continuent de le conseiller aux hypercholestérolémiques qui viennent me consulter pour maigrir et ce, au risque de leur coller un cancer à la place d'un infarctus ! On a de quoi se poser des questions.

CONSOMMEZ DES HUILES VIERGES DE PREMIÈRE PRESSION À FROID ET DE PREMIÈRE QUALITÉ

Acide gras, deux mots qui ne sont pas séduisants de plein abord, ils assurent pourtant le triomphe de la vie.

Dr Jean-Marie Bourre

Les huiles sont des corps gras liquides insolubles dans l'eau, extraits de plantes, fruits, graines, tels que le coton, la noix, l'arachide, le colza, le maïs, l'olive, le soja, le tournesol... Elles ont toutes la même valeur énergétique, la plus haute : 9 calories par gramme, alors que l'alcool en fournit 7, les glucides et les protéines 4. Elles n'ont cependant pas toutes la même valeur biologique, selon qu'elles ont été obtenues par pression à froid, à chaud ou par extraction.

Obtenues par pression à froid d'un seul fruit ou d'une seule graine, elles ont par les acides gras polyinsaturés qu'elles contiennent, des possibilités thérapeutiques incontestables.

Les huiles obtenues par pression à chaud sont extraites des graines résultant de ce qui reste de la première pression à froid et chauffées à 110° environ.

Les huiles raffinées, qui représentent environ 90 à 95 % de la consommation sont chauffées, pour en doubler le rendement, à 240° et subissent des opérations chimiques qui en font des huiles dont la valeur biologique est nulle, tant elles subissent de manipulations : 9 calories vides et mortes par gramme.

Opération n° 1 : Démucilagination qui consiste à y introduire de l'acide phosphorique.
Opération n° 2 : Neutralisation qui consiste à y introduire de la soude caustique et de la pâte savonneuse.
Opération n° 3 : Incorporation de terres argileuses activées d'acide sulfurique.
Opération n° 4 : Désodorisation qui consiste à faire passer dans l'huile chauffée à 240 °C de la vapeur d'eau.
Opération n° 5 : Dans nos assiettes !

Les huiles inscrites au programme sont les huiles biologiques crues, naturelles, pressées à froid et qui ont le goût de la graine ou du fruit dont elles sont extraites, avec une teneur suffisante en vitamine E antioxydante, car ces huiles s'oxydent rapidement. Sitôt le flacon entamé elles doivent être maintenues au frais pour être ajoutées après cuisson et en assaisonnement.

La valeur thérapeutique d'une huile dépend essentiellement des acides gras qui la composent. *Un seul acide vous manque et tout est dépeuplé,* déclame Jean-Marie Bourre. Aucune huile n'a un équilibre parfait en acides gras. Il faut donc les sélectionner avec soin selon leurs caractéristiques en réalisant un équilibre entre les différents acides gras qui les composent.

Les graisses alimentaires portent le nom de triglycérides (composé de glycérol et d'acides gras.) Leur présence en excès dans le sang ne provient pas seulement de la consommation excessive de graisses mais également d'une surconsommation de sucre et d'alcool que le foie transforme en triglycérides.

Les triglycérides courants contiennent des acides gras à seize ou dix-huit atomes de carbone, auxquels sont attachés les atomes d'hydrogène. Lorsqu'un acide gras porte un maximum d'atomes d'hydrogène, il est **saturé**. Lorsqu'il en porte un de moins qu'il ne peut le faire, il est **mono-insaturé**, lorsqu'il en porte encore moins, il est **polyinsaturé.**

Régler son alimentation dans le sens de l'amaigrissement implique de limiter l'apport en lipides à 30 % de la ration calorique journalière, ce qui permet, d'une part, de diminuer la charge calorique globale et, d'autre part, d'éliminer le risque de maladies cardio-vasculaires dont les obèses sont menacés.

Un bon équilibre consiste à fournir : 10 % en acides gras saturés, jusque- là consommés à des doses insoupçonnées au travers des viandes grasses, des chips, des rillettes, des charcuteries, du beurre, du fromage, des crèmes, des viennoiseries, des pâtisseries... et qui s'accumulent dans les tissus, tandis que les adipocytes* se regonflent de plaisir parce que les muscles ne les utilisent pas pour faire de l'énergie. Désormais, ces 10 % ne seront fournis que par la graisse de constitution des viandes maigres et par les huiles de première pression à froid qui en contiennent un peu.

Pris en excès, les acides gras saturés stimulent la production de bile, augmentent la teneur en bactéries de la flore intestinale et favorisent la conversion des sels biliaires en substances cancérigènes. Le tout en portant atteinte à l'étanchéité de la paroi intestinale dont l'épaisseur n'est que de 25 millièmes de millimètre. L'intestin abritant 100 000 milliards de bactéries dont une bonne proportion est pathogène, sus aux envahisseurs !

Les acides gras mono et polyinsaturés seront fournis à concurrence de 10 % pour chaque catégorie. Les plus courants sont l'acide oléique, l'acide linoléique, l'acide alphalinolénique et l'acide arachidonique qui, s'il n'est pas fourni par l'aliment, peut être synthétisé* à partir de l'acide linoléique, à condition que l'alimentation en soit suffisamment pourvue.

L'acide oléique sera fourni par la chair grasse des poissons et l'huile d'olive biologique car l'olivier subit régulièrement l'attaque de la mouche de l'olivier et, en réaction, la contre-attaque de l'insecticide adapté. J'ai sélectionné l'huile d'olives pour sa capacité à ralentir la glycémie.

Les deux acides gras essentiels*, linoléique et alphalinolénique, seront fournis par un mélange d'huiles biologiques qui contiennent le moins d'acides gras saturés : soja, noix, colza, tournesol, germes de blé. Ces huiles sont interdites à la cuisson. Cette dernière se fera à l'huile ordinaire, la seule qui supporte les hautes températures.

Remarques :

- L'huile de paraffine, celle qui colle aux muqueuses intestinales en freinant l'assimilation des acides aminés, est une huile minérale dérivée du pétrole et conseillée encore en tant que laxatif par certains thérapeutes qui ne se préoccupent pas du déficit en vitamines liposolubles qu'elle entraîne en les captant et en les expulsant. Bravo, on n'est plus constipé, tout le monde est content sauf l'organisme qui, lui, encaisse les carences.
- Les huiles de palme et de coco sont plus saturées que les graisses animales, 98 % de leurs acides gras sont saturés ! Elles entrent dans la composition de certaines margarines et sont utilisées dans les « Mac-Bouffe » (terme emprunté au *Canard Enchaîné*).

CONSOMMEZ DES LÉGUMES CRUS ET CUITS À CHAQUE REPAS

Les légumes sont des plantes potagères à bulbes, tubercules, racines, feuilles ou tiges. Frais, ils sont dits verts même si la tomate est rouge, la courge jaune et l'aubergine violette. Plus leurs pigments sont foncés, plus l'énergie solaire les a enrichis en chlorophylle, en provitamine A et en vitamine C. Et même si l'endive n'est que blanche, elle contient des quantités appréciables de potassium, de phosphore et de calcium.

Quelles que soient leurs couleurs, les légumes sont inscrits dans mon programme en caractères gras car ils m'intéressent à plus d'un titre : ils contiennent des vitamines et des minéraux, mais aussi des fibres, leur squelette. Ni dégradées, ni assimilées, elles ont une action mécanique de balayage. Sur leur parcours, elles ramassent les substances toxiques et les éliminent. Cette propriété leur confère un pouvoir préventif contre les maladies dites de civilisation. Il a été établi que 80 % des cancéreux mangent peu ou pas de fibres. Cependant, l'excès en tout devient un travers, trop de fibres entraîne une augmentation de la fréquence des selles, une flatulence plutôt gênante et peut occasionner une fuite en minéraux, principalement en fer et en zinc.

Les fibres ayant également le pouvoir de gonfler en s'imbibant d'eau, elles augmentent la sensation de satiété, ce qui porte à diminuer dès le « départ-minceur » les prises alimentaires exagérées. Elles ralentissent l'arrivée du glucose dans le sang, contribuant ainsi à réguler une glycémie jusque-là perturbée.

Aucun légume ne pouvant apporter à lui seul l'alphabet des vitamines, je recommande d'en diversifier les choix et de ne pas leur faire subir de mauvais traitements, car vitamines et minéraux sont sensibles à l'air, à la lumière, à la chaleur et au trempage. On sait aujourd'hui que carottes et tomates ont quatre fois moins de vitamines qu'il y a dix ans et que les légumes surgelés, malgré le blanchiment qu'on leur fait subir, ont une teneur en vitamines et minéraux supérieure à celle de légumes massacrés.

Pour ce qui concerne les légumes secs (pois, lentilles, fèves, pois chiches...), malgré la publicité qui leur est faite, je ne les recommande pas sauf à titre exceptionnel, l'organisme ne disposant pas d'une réserve suffisante de galactosidase, enzyme nécessaire à leur digestion. Leurs glucides atteignent le côlon et se font attaquer méchamment par les bactéries. Cette bataille multiplie par douze le nombre de gaz émis normalement. S'ils sont mal tolérés par l'intestin, ils le sont encore plus mal par les voisins,donc socialement gênants. Leurs protéines tant vantées sont riches en lysine, acide aminé essentiel, mais très pauvres en méthionine, autre acide aminé. Pour un bon équilibre, il faudrait associer les légumes secs à des céréales, le mélange s'avérerait hautement calorique.

Afin d'assurer une meilleure digestion et d'éviter les envies de siestes au bureau, je recommande de commencer le repas par des crudités, sans toutefois dépasser 10 % du volume des aliments ingérés et avec seulement de l'huile d'olive, un filet de citron ou de vinaigre de cidre, brûle graisses et des aromates. Consommées en début de repas, les crudités évitent une montée inutile de globules blancs (hyperleucocytose de défense) qui se produit après l'ingestion d'aliments cuits en début de repas, notamment de viande.

Remarque :

- Dans le programme alimentaire, la pomme de terre n'est pas considérée comme un légume mais comme une alternative au pain ou aux céréales. Elle ne dispense donc pas de la consommation de légumes. Introduite en Amérique, puis en Europe au XVIe siècle, elle fut interdite en Écosse jusqu'à la fin du XVIIe siècle, simplement parce qu'elle n'était pas mentionnée dans la Bible ! En France, elle fut admise lorsque l'agronome Antoine Parmentier persuada Louis XVI d'en goûter. Aliment de grande valeur biologique, elle contient une protéine de bonne qualité, beaucoup de potassium, de la vitamine C (trois fois plus dans la nouvelle que dans la vieille) et 77 % d'eau.

Je conseille sa consommation régulière comme substitut du pain car elle participe à l'équilibre acido-basique, si elle n'est ni frite ni sautée. La préparation optimale étant la cuisson à la vapeur avec la peau afin de phagocyter vitamines et minéraux. Après quoi, la peau sera retirée car elle peut contenir dans la partie verte de la solanine, substance toxique génératrice de troubles abdominaux tels que nausées et vomissements.

Une pomme de terre entière est un sucre lent, en purée fine elle devient un sucre rapide car son passage à travers l'estomac est accéléré, ce qui la rend moins favorable à l'amaigrissement. Enrichie d'une cuillère d'huile végétale, elle se ralentit et redevient bonne pour la consommation.

Conclusion : Des légumes crus et cuits à tous les repas, à raison de 200 à 250 grammes, mais pas à tout va et surtout pas de légumes tristes, lymphatiques, apathiques. Herbes, aromates et surtout ail qui a une action fongicide* sur un grand nombre de champignons, un filet d'huile doivent donner envie de les croquer à chaque repas. Al dente !

CONSOMMEZ DU POISSON TOUS LES JOURS PENDANT L'AMAIGRISSEMENT, PUIS AU MOINS TROIS FOIS PAR SEMAINE

Le poisson fournit les acides gras dont les obèses ont un besoin accru et contribue à prévenir les maladies cardio-vasculaires dont ils sont menacés. Riche en iode, il active les fonctions de la glande thyroïde dont l'hormone qu'elle élabore intervient efficacement sur le métabolisme. Son phosphore joue un rôle important dans la transformation de la graisse en énergie. Riche en potassium, en vitamines A et D que ne fournissent pas les viandes, il est plus digeste car il passe plus rapidement de l'estomac aux intestins dans la mesure où il n'aura pas été frit. Cuit dans un bain de friture à l'huile ou au beurre, il devient un buvard à matières grasses saturées (nocives lorsqu'elles sont consommées en excès). Ce mode de cuisson très défavorable dissout les bonnes graisses dont on fait des médicaments pour le cœur et les vaisseaux. Le poisson devient alors un poison parce que les acides gras se dissolvent et deviennent toxiques.

De nombreuses études expérimentales ont démontré que la consommation régulière de poissons gras, c'est-à-dire à 10 % ou plus de matières grasses (anguille, anchois, hareng fumé, lamproie, murène, sardine, saumon, thon, maquereau) ou au minimum mi-gras (carpe, capitaine, chinchard, espadon, flétan, hareng frais, mulet, sandre, sprat, truite, turbot) assure de très rapides progrès en matière de santé cardiaque. Cette action sur les artères serait due à l'antioxydant cœnzyme Q10 contenu dans la chair grasse des poissons. Anchois et harengs fumés, trop salés, ne sont pas au programme.

D'autres études ont démontré l'action préventive des poissons à chair grasse sur le cancer. Des chercheurs de l'université de Rome sont parvenus à réduire de 62 % la prolifération des cellules précancéreuses chez 90 % des malades participant à une expérience, au cours de laquelle ils ont consommé des poissons gras.

Une bonne connaissance des critères de fraîcheur doit présider à l'achat d'un poisson : couleur vive, écailles brillantes, reflets irisés, branchies rosées et sans mucus, œil bombé, cornée transparente, pupille noire, chair ferme, élastique, colonne vertébrale adhérant à la chair. Ce descriptif vous aura fait comprendre que ne sont au programme que les vrais poissons sortis de l'eau et non ceux transformés en parallélépipèdes par l'industrie agroalimentaire. Je dois cette mention particulière au docteur J.-M. Bourre qui, lors d'une conférence, a relaté qu'aux États-Unis il a demandé à un enfant de lui dessiner un poisson, il a obtenu un rectangle ! D'autres auraient pu dessiner des bâtonnets en pensant au surimi, protéine de poisson totalement dégraissé et qui n'offre pas l'intérêt nutritionnel du vertébré aquatique dont il se réclame.

Remarques :

- Les poissons crus, sushi et sashimi, peuvent contenir des parasites qui émigrent facilement dans le tube digestif.

- Les fruits de mer et crustacés extrêmement frais sont un océan de vitamines et minéraux. Riches en protéines, ils n'apportent que peu de matières grasses. De récentes études ont démontré qu'ils n'ont aucune influence sur le taux de cholestérol, aussi bien le LDL que le HDL. Cependant, les moules sont contre-indiquées en cas de goutte, leurs purines se transformant en acide urique dans l'organisme. L'emballage des huîtres doit porter le cachet de l'Institut scientifique et technique des pêches maritimes (I.S.T.P.M.) qui indique la date de conditionnement.

Sauf en cas d'acide urique, le seul danger des fruits de mer et des crustacés réside dans l'apport en sel et surtout dans celui du beurre ou de la mayonnaise qui garnit le pain qui les accompagne. Ces mêmes risques concernent les poissons fumés qui sont au programme mais avec modération et qui ne sont contre-indiqués que pour les hypertendus car ils contiennent de la tyramine, substance qui augmente la pression artérielle.

« Le poisson le plus gras est moins gras que la viande la moins grasse », c'est ce que mes clients savent par cœur en arrivant. Cette vieille affirmation due aux tables des aliments simplistes d'il y a une dizaine d'années est totalement fausse. À teneur presque égale en protéines, environ 20 %, un steak de cheval fournira 4 % de lipides, un steak de saumon 14 % ! Ce qu'il est important de savoir, c'est que les matières grasses des viandes ont sur les artères des effets ravageurs, celles des poissons des effets protecteurs.

CONSOMMEZ DES ŒUFS EXTRA FRAIS, DE POULES BIEN ÉLEVÉES... AU GRAIN

Faut-il réduire sa consommation d'œufs ? Oui, si on tient compte de leur teneur en graisse, non si on invoque pour justifier leur exclusion, leur teneur en cholestérol ou leur action néfaste sur le foie. Les aliments riches en cholestérol le sont également en choline, vitamine du groupe B dont une carence prolongée provoque différents troubles, hépatiques entre autres. Le docteur Stephen Zeizel de l'université de Caroline du Nord a soumis un groupe d'hommes en parfaite santé à un régime sans choline : il a constaté des troubles dans le fonctionnement du foie.

Une partie importante de leurs lipides sont des lécithines qui ont un pouvoir anti-cholestérol certain.. Halte donc à la cholestérophobie car ce faux ennemi est une substance grasse, certes, qui appartient à la famille des lipides, c'est sûr, mais qui est indispensable à l'organisme puisqu'elle participe à de nombreuses fonctions vitales : élaboration des membranes cellulaires, notamment celles du cerveau, fabrication d'hormones, production de vitamine D sous l'effet de la lumière. En dehors des cas héréditaires, cas irréductibles, il serait regrettable d'exclure de son alimentation un aliment d'aussi grande valeur biologique et qui sert de référence lorsqu'il s'agit d'évaluer la qualité d'une protéine, celle-ci dépendant essentiellement des acides aminés qui la composent, comparée aux besoins organiques.

Il existe dix-neuf acides aminés courants, vingt chez le nourrisson et l'enfant. Huit sont dits essentiels parce que le corps ne les fabrique pas. Ils doivent être fournis par les protéines alimentaires pour satisfaire aux besoins liés à la croissance, au renouvellement cellulaire, à la synthèse des hormones et des enzymes.

L'œuf fournit tous les acides aminés essentiels, des minéraux : phosphore, magnésium, fer, zinc et les vitamines A, D et E. Il ne fournit pas de vitamine C parce que le poussin n'en a pas besoin et très peu ou pas de calcium, l'essentiel de ce minéral se trouvant dans la coquille, non comestible.

Pour bénéficier des richesses de l'œuf, sa sélection doit se faire avec rigueur dans la catégorie A, ce qui signifie que les poules ont été bien élevées, au grain, en plein air et n'ont pas reçu d'antibiotiques. « Extra frais », ils sont conditionnés dans les trois jours suivant la ponte.

Remarques :

- Le blanc d'œuf ne doit pas être consommé cru car il contient une protéine, l'avidine, qui ne disparaît qu'à la cuisson. Consommée crue, l'avidine est inattaquable par les sucs gastriques, elle se combine alors à la vitamine B et au fer contenus dans les aliments et les neutralise.
- Les œufs achetés au détail à l'étal d'un marché n'offrent, à mon avis, pas d'autre garantie quant à leur origine et leur fraîcheur, que la parole du vendeur.
- Un œuf de qualité aura un jaune bien coloré, un blanc épais adhérant au jaune et surtout ne flottera pas s'il est testé. Cependant, un œuf qui n'est plus extra frais pourra être consommé si sa coquille n'a pas été lavée, ce qui l'aurait rendue poreuse et perméable aux agents toxiques envahisseurs et s'il a

été conservé au réfrigérateur pointe en bas, pas trop longtemps tout de même.

- La sélection de l'œuf n'est pas moins importante que son mode de préparation. Deux œufs à la coque restent dans l'estomac cent cinq minutes, deux œufs cuits à l'huile ou au beurre y restent cent quatre-vingt minutes. C'est ce mode de cuisson inadéquat qui contribue à la mauvaise réputation de l'œuf.
- Pour conclure mon exposé sur l'œuf, je dirais que six œufs extra frais par semaine peuvent sans crainte être intégrés au programme s'ils ne sont pas mêlés à d'autres aliments protéinés : viande ou poisson et que le coût modéré de cet aliment au goût raffiné devrait nous inciter à le consommer régulièrement et non épisodiquement, d'autant plus qu'il s'agit de l'aliment qui fournit la meilleure protéine (sous-produit animal) et la moins chère, ce qui ne gâte rien.

SÉLECTIONNEZ LES VIANDES ROUGES, BLANCHES, MAIGRES OU AU PLUS MI-GRASSES ET LA VOLAILLE FERMIÈRE

Le terme viande désigne les muscles comestibles des animaux, à l'exception, selon moi, de la graisse de couverture qui contient un produit nocif, le méthylcholanthrène qui émigre facilement de nos assiettes à nos hanches et nos artères.

Consommée par l'homme depuis cinq millions d'années, la viande était tant appréciée par les Français qu'ils en étaient devenus les plus grands consommateurs de la Communauté européenne. Depuis que la vache est devenue folle, il semblerait qu'ils apprécient beaucoup plus le steak de soja et le hamburger végétal. Or, les protéines végétales correspondent moins bien aux besoins organiques que les protéines animales puisqu'elles sont pauvres en lysine, acide aminé essentiel.

Bien que je ne recommande pas de consommer uniquement de la viande rouge, celle-ci devra figurer aux menus au moins trois fois par semaine. Riche en myoglobine, elle fournit plus de fer que la viande blanche. La viande étant pauvre en vitamines liposolubles, je conseille de lui y adjoindre du foie pour ses vitamines A et D. Celles-ci étant solubles dans les graisses, un filet d'huile crue de première pression à froid ajouté après cuisson du foie, favorisera leur assimilation.

Pour les réfractaires, je préconise de le mixer, d'y ajouter herbes, épices et aromates pour en faire un délicieux pâté à tartiner sur des toasts de pain au levain naturel, un délice !

La viande doit être sélectionnée avec soin :

De qualité Première, elle doit être ferme et non flasque, rouge vif et non foncé ou pâle, maigre (faux-filet, rosbif, rumsteck, steak haché à 5 % de matières grasses, paleron ou jarret pour les plats cuisinés), ou au plus mi-grasse (aiguillette, bavette, filet, flanchet, hampe, macreuse, onglet, steak), toujours cuite sans matière grasse, au gril, au four ou à la poêle anti-adhésive.

Les viandes à 15 % de matières grasses et plus : agneau (sauf gigot et épaule), canard d'élevage, côte de bœuf, entrecôte, porc (sauf rôti), oie, poule ne sont pas au programme car elles majorent par leur graisse l'apport calorique global et font grimper le taux de cholestérol LDL, celui qui se dépose dans les artères.

Une viande, selon sa teneur en matières grasses, peut fournir de 113 calories pour cent grammes, comme pour le cheval, à 330 calories pour la côte de bœuf. La graisse de couverture est visible, celle de constitution est pernicieuse. Se cachant avec habileté derrière sa succulence, elle constitue un piège pour le consommateur carnivore, ignorant qu'un gramme de matière grasse animale peut faire grimper le taux de cholestérol LDL (le mauvais) deux fois plus vite qu'un gramme de matière grasse mono et polyinsaturée ne le fait chuter.

Remarques :

- Les viandes sont source de germes et de virus, il est fortement conseillé de les laver à l'eau avant cuisson.
- Pour les plats en sauce « minceur », la viande devra être cuite en deux temps, c'est-à-dire plongée dans l'eau bouillante afin que ses protéines coagulent et ne fuient pas. Ensuite, on retirera du bouillon totalement refroidi la totalité de la graisse figée avant de l'accommoder à nouveau. Bien entendu, elle aura été préalablement à toute cuisson débarrassée de sa graisse de couverture.
- Faire dorer une viande ne lui confère pas plus de goût que si elle est cuisinée avec subtilité, épices et aromates associés. Ce mauvais traitement l'enveloppe d'une couche de graisse, l'acroléine, difficilement attaquable par les enzymes digestives.
- La viande hachée se dégrade très rapidement, elle ne doit jamais être conservée plus de 48 heures.
- La teneur en lipides de la viande de veau est

modeste, elle peut donc être consommée sans sélection particulière de morceaux.
- Dans la volaille, l'essentiel de la graisse est localisé sous et dans la peau. Cuite en sauce, elle sera dépouillée. Rôtie au four ou à la broche, elle sera piquée superficiellement avec une fourchette sans que la chair soit atteinte. Ainsi, l'essentiel de la graisse s'écoulera entre chair et peau. Un chercheur de Harvard a démontré que la consommation de poulet de ferme une fois par jour, aurait contribué à diminuer de 50 % le risque de développer le cancer du côlon.

Après l'amaigrissement, la consommation de protéines animales diminuera. Elles n'entreront au programme qu'une fois par jour. L'opinion selon laquelle l'apport de protéines animales est nocif ne tient pas dès lors que cet apport, un peu élevé, n'est que momentané et que toutes précautions sont prises pour éliminer leurs purines par les reins : un litre et demi d'eau par jour pour éliminer les acides fixes, la respiration contrôlée pour éliminer les acides volatils, des légumes pour contrebalancer leur carence en fibres, le tout accompagné d'une petite portion d'aliments glucidiques complexes (sucres lents) et précédé de crudités.

Nous savons que les reins ont une réserve considérable et sont capables de faire face à un travail bien plus élevé que celui qu'ils accomplissent normalement.

John Yudkin

PENDANT L'AMAIGRISSEMENT (SEULEMENT !), SUPPRIMEZ LE FROMAGE ET TOUS LES ALIMENTS QUI EN CONTIENNENT, SAUF POUR LES GRANDES OCCASIONS

Bleu 410, brie 263, camembert 301, cantal 342, chèvre 330, comté 399, coulommiers 277, édam 306, gouda 342, gruyère 400, livarot 354, roquefort 405. Il s'agit, vous l'avez deviné, de l'apport calorique pour cent grammes de fromages couramment consommés. Qui, parmi les candidats à la minceur n'ayant pas encore entamé une réflexion profonde sur les différentes causes de son surpoids, peut s'en tenir à une dose acceptable de trente grammes par jour, dans un pays aux quatre cents variétés de fromages, dont six à huit garnissent généralement un plateau ? Trop, c'est trop de tyramine, substance qui procure des maux de tête, des vertiges et le risque d'une ascension de la tension artérielle chez des sujets prédisposés par leur surpoids à l'accident vasculaire cérébral. Ceci sans compter que polyphosphates et nitrates ajoutés inhibent la fixation du calcium.

Mon questionnaire préalable sur les préférences alimentaires m'a orientée vers la prudence car le fromage offre un haut risque de dérapage aux affamés du début de soirée qui ont une propension à taper dans le « prêt-à-trancher » en attendant l'heure du dîner. Dans la case fromage, ils n'inscrivent pas une croix mais deux ou trois. L'argument de l'apport en calcium ne tient pas dès lors que le programme est pourvu en aliments qui en fournissent et que ce calcium sera mieux assimilé.

Mais pas de panique, il ne sera pas repoussé indéfiniment, je me ferais scalper et personne ne me suivrait, même pas moi qui en raffole. Les plus digestes seront réintroduits en premier. Puis viendront les autres avec prudence mais, de grâce, de vrais fromages de chez nous, au lait cru et non ces caoutchoucs et pâtes insipides dont les industriels gardent jalousement le secret de « trafiquation ». La listeria est présente dans l'air, dans l'eau, dans la terre, le risque de sa présence dans quelques fromages est rarissime compte tenu de la quantité fabriquée en Europe : 70 000 tonnes de fromages au lait cru en 1997.

Il y a moins de risques à prendre du plaisir à déguster un fromage au lait cru qu'à traverser la rue ou fréquenter certains restaurants dits touristiques déclare le *Canard Enchaîné* dans son excellent dossier *Qu'est-ce qu'on mange ?* À lire, cette **enquête au fond de nos assiettes.**

Cette leçon vaut bien un fromage, après l'amaigrissement seulement, la consommation de fromage sera toujours accompagnée d'une salade assaisonnée d'huile riche en acides gras essentiels et de vinaigre de cidre, brûle-graisses.

En attendant la phase de stabilisation, lorsque le manque devient obsessionnel, j'introduis le fromage tous les jours pendant une semaine, puis à nouveau on fait l'impasse. Cette disposition et les explications données quant à son exclusion provisoire orientent mes clients vers la sagesse et les incitent à maigrir régulièrement car, plus les restrictions sont sévères, plus elles seront de courte durée.

SUPPRIMEZ DÉFINITIVEMENT LE LAIT NATUREL AU PROFIT DU YAOURT BIOLOGIQUE

Le lait est un produit des sécrétions mammaires de la vache (et de la femme, mais là n'est pas le propos), censée être végétarienne. Sa protéine est un mélange de caséine pour les trois quarts et de lactalbumine pour le reste. Elle n'est utile qu'au veau. L'homme ne fabrique pas l'enzyme nécessaire à sa dégradation et à sa meilleure digestion. Résultat : il stagne dans le côlon et fermente dangereusement en générant une substance visqueuse qui finit par durcir. Ses hydrates de carbone sont essentiellement constitués de lactose, facteur d'intolérance chez les sujets prédisposés génétiquement et dont l'organisme est incapable de synthétiser la lactase nécessaire à son hydrolyse.

Susceptible d'être contaminé par les bactéries de la tuberculose bovine, de la brucellose responsable de la fièvre ondulante, le lait est traité par la chaleur.

Pasteurisé, il est porté entre 75 et 82 °C pendant une durée de 15 à 20 secondes. Ce n'est pas un produit stérile, il ne se conserve que quelques jours.

Pour une stérilisation simple, il est mis en bouteilles de plastique ou de verre et chauffé 15 à 20 minutes entre 115 et 120 °C. Il se conserve plusieurs mois.

Pour une longue conservation d'environ 150 jours, il est stérilisé à ultra haute température (U.H.T.) entre 140 et 150 °C durant 2 à 5 secondes.

Ces différents traitements thermiques détruisent les germes pathogènes mais également les qualités nutritives. Pour ces différentes raisons, je l'ai exclu du programme au profit du yaourt biologique qui n'en a pas les inconvénients, la fermentation ayant transformé le lactose en acide lactique. Ainsi, prédigéré, il est parfaitement toléré et favorise une meilleure assimilation du calcium, du phosphore et du magnésium. Encore faut-il que le lait sélectionné pour sa fabrication soit dégagé de tout soupçon.

Malgré la campagne de dénigrement contre les produits laitiers, qui ne fait pas de différence entre les diverses sources et ne tient pas compte des études internationales démontrant les effets thérapeutiques du yaourt, je persiste à le conseiller pour les raisons suivantes :

– Des Chercheurs californiens ont établi que la consommation de deux pots de yaourt par jour diminue la fréquence du rhume des foins et des rhumes ordinaires.

– Le docteur Eilen Hilton, spécialiste à New York des maladies infectieuses, a démontré que le yaourt a une action efficace sur la sphère gynécologique. Dans une expérience en double aveugle, il a été constaté trois fois moins de vaginites chez les consommatrices de yaourt que chez les femmes qui ont eu un placebo.

– D'autres expériences ont prouvé que le yaourt est capable d'inhiber la croissance de cellules cancéreuses. Après avoir inoculé les dites cellules à des souris, on a constaté une diminution du risque de développement du cancer des poumons et du côlon. Cette action anticancéreuse serait due à la faculté du yaourt de stimuler les lymphocytes N.K*.

– À raison de plusieurs millions de germes vivants par millilitre, il a un pouvoir bactéricide qui en fait un puissant antiseptique intestinal, ne laissant aucune chance aux microbes de se multiplier si l'alimentation est bien réglée. Il oblige l'organisme à fournir des agents à action antivirale : les interférons Gamma et des anticorps, stimulants du système immunitaire.

La doctoresse Catherine Kousmine avait baptisé le yaourt « aliment-miracle ». Metchnikoff, prix Nobel, l'avait dénommé « aliment de la longévité ». La petite histoire biblique ne dit-elle pas que Dieu en a révélé la recette à Abraham et que ce fut précisément la raison de sa longévité ?

Remarques :

Seul le yaourt de très haute qualité au plan microbiotique est autorisé et surtout confectionné à base de lait biologique car, selon le Dr Philippe Kéros de l'Association Médicale Kousmine, « la moitié de la production mondiale d'antibiotiques est consommée par le cheptel ». Quelle vacherie !

L'écrémage du lait qui sert à confectionner les yaourts maigres (allégés) les allége également en vitamines liposolubles (solubles dans les graisses). Sont donc au programme les yaourts au lait entier, uniquement.

CONSOMMEZ LES FRUITS CRUS À DISTANCE DES REPAS

Digérés en une demi-heure au niveau de l'intestin, les fruits crus ne font que transiter par l'estomac. Associés à tout autre aliment qu'un lait fermenté, faute de laissez-passer, ils resteront bloqués et bloqueront la vidange du bol alimentaire, fermenteront, produiront de l'alcool au point de provoquer des cirrhoses du foie chez des individus qui n'en consomment pas un millième de millilitre par ailleurs. Et les quelques vitamines que le producteur à grande échelle aura bien voulu leur laisser seront dégradées.

L'apport énergétique des fruits est modeste mais presque exclusivement glucidique. Un gramme de glucides libérant quatre calories, on ne peut pas faire de la corbeille un self-service sans self-control. Une connaissance de leur teneur en sucre doit présider à leur sélection. Sont inscrits au programme ceux qui titrent de 4 à 12 %, exception faite pour la pomme qui en contient en moyenne 18 %. Il n'est pas question d'exclure le roi des fruits. Les fruits titrant à plus de 12 % de sucre seront réintroduits en phase de stabilisation.

Teneur en glucides des fruits arrivés à maturité

Abricot	10 %	Kiwi	11 %
Ananas	12 %	Litchi	15 %
Banane	20 %	Mandarine	9 %
Brugnon	12 %	Mangue	15 %
Cassis	14 %	Melon	5 %
Cerise	17 %	Mûre	12 %
Coing	7 %	Orange	9 %
Datte	73 %	Pamplemousse	6 %
Figue	18 %	Papaye	10 %
Fraise	5 %	Pastèque	4 %
Framboise	6 %	Pêche	12 %
Goyave	11 %	Poire	14 %
Grenade	16 %	Pomme	18 %
Groseille	8 %	Prune	10 %
Kaki	15 %	Raisin	17 %

Dix-neuf fruits autorisés sur trente énoncés, le fruit n'est donc pas défendu, le choix existe, il n'y a donc pas de quoi consommer uniquement des pommes. *Une pomme par jour éloigne le médecin*, disent nos amis anglais, d'accord puisqu'elle fait chuter le taux de cholestérol LDL (le mauvais), qu'elle fournit autant de vitamine C que l'orange (58,9 mg pour cent grammes dans la calville blanche), du soufre, du phosphore, du chlore, peu de sodium, beaucoup de potassium, du magnésium, du calcium et un peu de zinc, de cuivre, de manganèse et d'iode. Aucun fruit ne possède à lui seul l'alphabet des vitamines, il est donc conseillé d'en diversifier les choix et surtout de respecter la saisonnalité, ce qui conviendra parfaitement, autant à notre palais qu'à notre porte-monnaie. *Pour être bien portant, il faut se conformer à la nature, à ses lois, ses fruits et ses saisons* écrivait déjà Dante dans *La Divine Comédie*.

Pour augmenter une productivité dont une partie sera détruite compte tenu des quotas imposés, les fruits sont récoltés « verts » avant qu'on leur en fasse voir de toutes les couleurs, tant ils subissent de manipulations. Stockés, on les empêche de respirer en les privant d'oxygène en atmosphère contrôlée (AC) ou en ultra basse teneur en oxygène (UBO), puis tout à trac, on met en route les accélérateurs de maturité, le tout en allongeant les circuits de distribution et en rétrécissant le goût. Et le consommateur, lui, n'a pas d'autres choix que de manger des fraises insipides badigeonnées de crème et de sucre, des pommes séniles, des melons frères de la courge et des abricots aussi durs que leur noyau. Le tout étiqueté « extra » label qui ne garantit pas le mûrissement idéal mais seulement les qualités organoleptiques* : apparence et calibre.

La meilleure garantie reste le fameux logo vert « AB » (Agriculture Biologique), hélas 15 à 25 % plus cher, mais ô combien justifié, la production étant très lente, le rendement moins élevé. Augmentons la demande, les prix baisseront, tout le monde sera « bio » et les fruits ne resteront pas exposés à l'air, à la lumière, à la chaleur des néons, perdant ainsi leur intérêt biologique en devenant flétris, biscornus et terreux..

Et le petit agriculteur paysan, me direz-vous ? Il fait ce qu'il peut, mais ne peut pas grand-chose contre l'insuffisance de sa formation technique. Une erreur de dosage ou de date d'application d'un traitement ou d'un engrais risque de déséquilibrer son sol, d'endommager le produit de son terroir et la santé du consommateur avec.

Avouez que La Quintinie, directeur des jardins fruitiers et potagers du Roi Soleil a de quoi se retourner dans sa tombe. Son héritage est presque intact mais, seulement dans l'enceinte du château de Versailles ! On vous y propose des fruits de saison qui échappent à la modernisation des modes de conservation. À voir. Vous n'y trouverez peut-être pas de fruits de la passion, mais certainement le résultat d'une passion pour les fruits.

Remarques :

- Des fruits de culture biologique, fraîchement cueillis, puisque nous n'avons pas la possibilité d'aller récolter les nôtres sous les tropiques.
- Seules les pommes longuement mastiquées, la papaye et les compotes « maison » sans sucre ajouté sont tolérées en fin de repas.
- Certains fruits tels que les prunes et les abricots sont encore plus acides après cuisson qu'avant.

Une pincée de bicarbonate de soude ajoutée à la cuisson neutralisera l'acidité.

- Le jus de fruits au réveil est une aberration : acide, il attaque les voies digestives comme le ferait un liquide corrosif. Associé au petit-déjeuner, il bloque sa digestion.
- L'intérêt nutritif du fruit réside dans sa richesse en vitamines hydrosolubles et en fibres concentrées surtout dans la peau et la pulpe. Les fibres restant après pressage sont essentiellement concentrées dans la pulpe, l'intérêt du jus de fruit est donc sujet à caution dès lors que celle-ci reste dans le presse-agrumes.
- Les fruits crus doivent être consommés en dehors des repas : cinq heures après (trois heures de vidange et deux heures de repos) ou au plus tard une demi-heure avant le repas suivant. Consommés à ce moment, ils contribueront à un apport constant de glucose aux cellules si les repas et la collation sont pris à heures régulières. Ils ne provoqueront pas de réaction hypoglycémique car l'essentiel de leur sucre, le fructose, ne nécessite presque pas d'insuline pour son métabolisme.
- La cuisson des fruits entraîne une déperdition de 20 à 50 % en vitamines et en sels minéraux solubles. Donc, des compotes, oui, mais pas systématiquement.
- Le coing est conseillé aux diarrhéiques mais ne peut être croqué cru.
- Les pruneaux d'Agen, la plupart originaires de Californie (encore un trompe-consommateur !) ont un effet laxatif, mais à condition d'en consom-

mer vingt par jour, ce qui porterait l'apport calorique global à des doses grossissantes.

- Les agrumes sont déconseillés aux décalcifiés et aux affaiblis.
- La fraise, écrasée douze heures avant consommation perd son acidité, donc en avant pour les coulis.
- Les groseilles et les cassis peuvent provoquer des coliques.

RÉÉDUCATION COMPORTEMENTALE

Un travail réglé et des victoires après des victoires, voilà sans doute la formule du bonheur.

Alain

BALANCER LA BALANCE, ET ADIEU LES NUISANCES

Le vrai courage consiste à combattre les petits ennemis.

Paul Nizan

Prenez vingt centimètres cubes de graisse et vingt centimètres cubes de muscle, mettez-les sur une balance et vous constaterez qu'elle penchera côté muscle. Le programme alimentaire, par sa composition, favorise la masse musculaire aux dépens de la masse graisseuse. On peut donc sur une semaine accuser quelques centaines de grammes en plus et des centimètres en moins. Que d'exemples illustrent mon fichier !

Symbole de la justice, la balance n'est pas celui de la justesse pour un test d'amaigrissement par ma méthode et encore moins pour mesurer le résultat des bonnes ou mauvaises actions de la semaine. Au contraire, elle peut entraîner un manque de reconnaissance des efforts accomplis. Au Moyen Âge, elle permettait de confondre les sorciers, aujourd'hui, c'est elle la sorcière. Au XVIIe siècle, en Hollande, on reconnaissait la culpabilité d'un prévenu si son poids augmentait entre le début et la fin d'un interrogatoire. Aujourd'hui elle entretient la névrose de culpabilité. Il était établi à la même époque que peser un enfant le rendait idiot. C'est encore le cas pour le gros qui en fait une obsession et se pèse tous les jours sinon deux fois par jour. Le syndrome de la balance, par le stress qu'il procure, diminue la production de sérotonine, hormone de la détente et augmente celle d'adrénaline, hormone des tensions émotionnelles.

De toute façon, que le résultat de la pesée soit positif ou négatif, il y a risque de réaction « psychodébile » :

J'ai maigri ! Alléluia ! Ce soir au resto je mange un gâteau !

Je n'ai pas maigri ! Zut ! Ça ne sert à rien, je mange un gâteau !

Résultat : je maigris, je ne maigris pas, je bouffe quand même ! (bouffer, étymologiquement : rentrer sa colère).

Soyons sérieux, la balance ne peut traduire un résultat qu'à long terme, une fois par mois. À court ou très court terme, elle ne traduit pas la vérité. Toute variation à la hausse sera interprétée comme une insuffisance ou un échec. Pour lui résister, il faut s'en remettre à une croyance anglaise du XVIIIe siècle qui dit que se peser porte malheur et que seule une vierge peut se peser sans la fausser. Si ce n'est pas le cas, le mètre ruban qui, lui, ne ment pas sera seul garant de la vérité.

À vos mètres, prêts ? mesurez !

Le tour de poitrine se mesure en faisant un cercle sous les aisselles.

Le tour de taille, là où la taille est marquée. Si elle ne l'est plus, pas de panique, très vite vous allez retrouver vos marques. Prenez un point repère à partir du nombril et dessinez un joli cercle, toujours au même endroit.

Le tour de hanches se mesure en faisant, avec le sourire, un cercle sous le pli fessier.

Le tour de cuisse se mesure face à un miroir en dessinant un cercle au niveau le plus fort de l'intérieur de la cuisse.

Le tour de genou se mesure juste au pli du genou.

Notez vos mensurations et, semaine après semaine,

vous constaterez votre amaigrissement, puis un jour, comme Mireille qui en est à moins 38 kg, vous serez en mesure de me dire : *je me découvre des os que je ne soupçonnais pas avoir* !

COMPTE-RENDU DE LA SEMAINE MINCEUR : SAINE CURIOSITÉ

> *Si vous voulez vous transformer vous-même, faites-le un peu chaque jour.*
>
> Confucius

Cet outil de travail à me communiquer chaque semaine est structuré en trois parties : questions, réussites, difficultés.

Questions

L'homme atteint la paix du cœur non en ignorant les problèmes mais en les résolvant, assure un proverbe chinois. Bien que je sois à l'écoute sept jours sur sept, il est évident que l'on ne va pas m'appeler si on est dans un avion ou chez son amant... Ce petit bout de papier que l'on doit toujours garder avec soi permet de noter les questions qui se posent à nous à l'instant présent. Le programme alimentaire et sa technique d'application constituent une remise en question totale des idées reçues et peuvent au début favoriser quelque inquiétude. Obtenir une réponse constructive permet de connaître la logique de mon raisonnement et la raison de mes choix lors de l'élaboration du plan alimentaire individualisé.

Les réussites

La personne qui néglige de dresser un inventaire de ses talents et de ses capacités est un idiot, affirme le Dr Jasper S. Hunt, professeur à l'université du Minnesota. Moi, je n'irai pas jusque-là, je pense simplement que ne pas les consigner par écrit revient à faire une partie de cartes ou de tennis sans tenir de score. On peut se croire perdant alors qu'en réalité il s'agit du contraire. Ce document constitue un point d'ancrage, le témoignage des aptitudes au changement. L'effet cumulatif de ces notes laissera entrevoir la réussite qui, il y a peu de temps, paraissait illusoire.

Les difficultés

> *Anne, ma sœur Anne, ne vois-tu rien venir ?*

Mais oui, mais oui, en amaigrissement, le parcours est parfois long et parsemé d'embûches. Méconnaître les difficultés équivaut à coudre dans le noir ou à conduire la nuit une voiture sans ses phares. En cas de ralentissement de l'amaigrissement, ce papier me permet d'en connaître la raison. Il n'y a pas de remède qui n'implique l'identification de la cause. C'est en fonction de cette cause précisément que je sélectionne le groupe d'aliments qui sera étudié et le sujet de réflexion qui sera débattu. C'est la raison pour laquelle il n'y a pas de programme de travail défini à l'avance, les problèmes seront élucidés et les sujets traités dans l'ordre des priorités, de l'urgence révélée par ce document personnel.

Quelques sujets de réflexion :
Quoi – Pourquoi – Comment

- Dépendances : comment démonter les rouages pour s'en libérer.
- Comportements, états, humeurs : attention liaisons dangereuses.
- Peurs, angoisses : nécessité ou état ?
- Restaurer l'unité de l'être : instinct de survie.
- Attitude mentale positive pour vaincre les états d'inertie.
- États physiques et psychiques : techniques d'équilibre.
- Perception de soi en solo : un cadeau.
- Pouvoir abusif du monde extérieur : censure.
- Techniques d'affirmation de soi : vaincre sa vulnérabilité intérieure.
- L'expérience anticipée de résultat : pourquoi ?

UN JOURNAL ALIMENTAIRE : POUR QUOI FAIRE ?

Là où la main se pose sur un papier, passe un filet de courage, celui d'avoir quitté l'imaginaire.

La Faye

Photographie des comportements, le journal alimentaire constitue également un aide-mémoire synthétique et précis des choix. Pour chaque repas il y a une case, ce qui oblige à limiter les débordements et, si ce n'est pas le cas, il permet une prise de conscience lucide des prises alimentaires pulsionnelles, anarchiques ou exagérées. À moi, il permet de contrôler que le programme a bien été assimilé. En cas d'erreurs les corrections se font immédiatement.

En raison des mécanismes de défense, l'amaigrissement se déroule par paliers. Difficilement acceptés par ceux qui attendent un résultat immédiat de leurs efforts, ils sont toujours psychologiquement mal vécus, bien que transitoires. Il me faut donc faire céder les résistances au plus vite, même si les adipocytes font bloc et résistent avec acharnement. Afin d'obtenir leur reddition, une modification sensible du programme est nécessaire. Je ne peux la réaliser qu'en fonction de ce qui a été consommé les semaines précédentes. Ainsi, les résistances cèdent, la deuxième descente s'amorce.

Tous mes clients saisissent l'importance de cet outil de travail et se conforment sans difficultés à ma demande.

INSPIREZ, EXPIREZ, RESPIREZ

Il ne faut pas seulement ajouter des années à la vie, mais également de la vie aux années.

Docteur A. D'Ambrosio

La respiration automatique n'alimente en oxygène qu'un quart des 350 millions d'alvéoles pulmonaires. Le reste stocke de l'air vicié. La respiration contrôlée par le jeu du diaphragme, muscle en forme de dôme situé entre la cage thoracique et l'abdomen, alimente la totalité des alvéoles.

Cette respiration assure une alimentation en oxygène des cellules du corps et de la sphère intellectuelle qui, à elle seule, capte les 1/5 de l'oxygène respiré, soit 20 %. Cette respiration améliore leurs conditions de vie et, par voie de conséquence, leurs performances.

Les cellules adipeuses ou adipocytes sont des petits sacs bourrés de graisse. L'obésité les empêche de respirer. Il s'ensuit une asphyxie permanente des cellules et une augmentation des réserves. De bons échanges gazeux, s'ils sont nécessaires à tous, sont indispensables à l'amaigrissement par ma méthode.

Selon le programme alimentaire que l'on applique pour maigrir, la graisse est éliminée différemment. Elle est, soit transformée en corps cétoniques et éliminée par les urines, soit transformée en gaz carbonique et éliminée par les poumons. Les corps cétoniques sont évacués au prix d'un corps à corps épuisant. J'ai donc écarté cette voie et choisi celle qui, à la suite d'une cascade de réactions chimiques appelée « cycle de Krebs », transforme la graisse en dioxyde de carbone et l'élimine par les poumons. La respiration diaphragmatique favorise cette voie.

Outre sa faculté d'accélérer l'amaigrissement, elle a d'autres fonctions :

- Elle accélère la circulation sanguine et, par voie de conséquence, la circulation de retour assurée par le système lymphatique. Parallèle au circuit sanguin, il évolue en sens inverse. Nous disposons d'un volume de sang pour quatre volumes de liquide lymphatique. Ce dernier contient les globules blancs qui assurent les défenses immunitaires. La lymphe agit comme un filtre, elle aspire les déchets et les évacue par le biais de son système. C'est par excellence le réseau d'épuration de l'organisme, s'il reste bloqué vingt-quatre heures, c'est la mort. Le système sanguin dispose d'une pompe, le cœur, qui l'active en permanence pour qu'il effectue un tour complet en vingt-trois secondes. À chaque pulsation, le cœur refoule dans l'aorte deux cents grammes de sang. Le système lymphatique n'a pas de pompe, la respiration abdominale suppléera ce manque. Le professeur Sheald a réalisé l'expérience suivante : introduisant des caméras à l'intérieur du corps de certains sujets, il a pu constater que cette respiration accélérait de quinze fois l'élimination des déchets.

- Elle prévient le cancer : le docteur Otto Warburg, prix Nobel, directeur de l'Institut de physiologie cellulaire Max Planck, a réussi à transformer des cellules saines en cellules malignes uniquement en diminuant l'apport en oxygène.
- Elle évacue la cellulite dont les causes de sa formation et de sa résistance opiniâtre sont multiples : sédentarité, stress, troubles circulatoires, troubles hormonaux, alimentation erronée et sous-oxygénation. Supprimons les causes, nous éliminerons les effets, ces disgracieux bourrelets à l'aspect peau d'orange sans vitamine C !
- Elle participe au renforcement de la ceinture abdominale qui avait tendance à prendre une allure mollassonne, relâchée.
- Elle lutte contre le stress, les tensions physiques et psychiques. À l'inspir, l'air entre par le nez, le thorax se soulève, le ventre se gonfle. À l'expir, le

ventre se creuse. Ainsi, au rythme de cette respiration, s'exerce un automassage relaxant de tous les organes internes et ce par le jeu du diaphragme qui s'étend sur dix centimètres. En position allongée, le cœur repose sur le diaphragme, on obtiendra donc un automassage cardiaque par phénomène de pression-dépression, un massage du foie et de ses organes périphériques : rate, pancréas, vésicule biliaire, un massage de l'estomac qui accomplira dans de meilleures conditions ses fonctions péristaltiques, un massage du haut des intestins et, par voie de conséquence, de tous les intestins.

Se faire de la bile, avoir l'estomac noué, une mauvaise nouvelle qui fait mal au cœur, la rate qui se dilate sous l'effet du rire, toutes ces expressions prouvent bien que les organes internes sont de grands récepteurs de tensions. Si bien que, toutes les fonctions digestives, cardiaques, circulatoires, hormonales, sont modifiées selon que la respiration, facteur de revitalisation organique et mentale, est incomplète ou profonde. On peut donc imaginer l'urgence qu'il y a à inscrire cette habitude dans une thérapie comportementale qui ajoute l'efficience cérébrale à l'élimination des tensions nerveuses, sans recours aux drogues, anxiolytiques et antidépresseurs, dont on sait qu'ils freinent l'amaigrissement en agissant sur le pondérostat, ordinateur qui règle l'alimentation.

Êtes-vous prêts ? Respirez !

Vous pouvez pratiquer assis, debout ou couché, en atmosphère non polluée, la position couchée étant la plus confortable et celle qui favorise le mieux l'apprentissage. Cette respiration est exclusivement nasale et doit se faire graduellement et sans secousses.

- Videz vos poumons.
- Inspirez lentement par le nez en faisant palpiter les narines et en soulevant le ventre.
- Bloquez six secondes.
- Expirez toujours très lentement par le nez en rétractant le ventre comme si vous vouliez le plaquer contre votre colonne vertébrale.
- Bloquez à nouveau trois secondes puis recommencez.

C'est lorsque vous êtes en apnée que les échanges de gaz se font : apport en oxygène, brûle-graisse, sortie en gaz carbonique.

En consacrant tous les jours le temps nécessaire à votre respiration, vous serez attentifs à votre corps pour y ajouter au plaisir de maigrir celui d'y vivre confortablement sans heurts mais avec bonheur, parce que vous aurez procédé au nettoyage des corps subtils qui, s'ils ne sont pas évacués, constituent la genèse des troubles neurovégétatifs et des maladies psychosomatiques.

> *À une pratique du souffle juste, s'associent bien vite une pensée plus sereine, plus claire, plus sage, mais aussi un affect plus paisible, purifié des passions négatives et enfin un comportement, une volonté plus harmonieuse, plus créative.*
>
> Daniel Kieffer

Remarque :

À pratiquer cinq fois au réveil, dix fois au coucher, trois fois avant et après chaque repas et bien plus si on se trouve à la campagne, à la montagne ou à la mer.

Maïmonide, célèbre médecin, philosophe, théologien juif du XIIe siècle, recommandait déjà les séjours à l'air pur en dehors des grandes villes

MON DIEU, ILS SONT TOUS CONSTIPÉS, OU DU MOINS ILS LE CROIENT !

L'homme crée l'événement, il est lui-même l'artisan de sa bonne fortune.

Thomas Carlyle

Ceux qui le sont réellement ne se doutent pas un instant qu'ils ont communiqué à leur intestin la paresse engrangée par un niveau de vie qui ne favorise en rien sa tonicité. Ainsi, au lieu de modifier leur mode de vie et d'alimentation, ils font un drame de leur constipation et la fortune des marchands de pilules, gélules, suppositoires, tisanes et huile minérale, à l'estragon s'il vous plaît, comme si cette merveilleuse plante pouvait la réhabiliter ! Tout ceci en créant des situations alarmantes de dépendance, d'accoutumance, d'irritation et de carences. Résultat : débâcle intestinale, salutaire à court terme, mais qui ne change rien au problème du jeu fonctionnel troublé par la paralysie.

La constipation a des causes : alimentation erronée ou dévitalisée, inertie corporelle, fatigue, stress de l'homme ou de la femme moderne qui met un turbo sur une deux chevaux et qui de ce fait, ne sait plus gérer son stress ni son temps et ne consacre même pas dix minutes par jour à l'auto-évacuation naturelle, sans trucages. Si les causes sont éliminées, les effets d'encombrement céderont seulement quelques jours après l'application des règles hygiéno-diététiques. Au-delà de trois jours consécutifs de constipation, si celle-ci résiste en dépit de toutes les mesures mises en place, sans dramatiser, il y matière à consulter un spécialiste car elle pourrait masquer une pathologie qui ne serait pas d'origine digestive.

- Technique d'accélération des mouvements contractiles pour un transit de vingt-quatre heures au plus, de la bouche à l'anus, sans purgatifs ni laxatifs qui accélèrent l'action péristaltique du côlon, certes, mais aussi celle de l'œsophage qui, lui, n'a rien demandé.

Pour une remise en ordre du désordre local, correction immédiate de l'alimentation :

- Suppression des aliments raffinés au profit des aliments « vivants » uniquement.
- Mastication attentive et prolongée.
- Apport suffisant mais sans excès en eau et en fibres.
- Sélection de l'eau Hépar pendant un mois, dont un verre chaud sera bu par petites gorgées, très lentement, à jeun.
- Au petit-déjeuner Kousmine, avoine crue germée accompagnée de compote de pruneaux « maison » sans sucre ajouté.
- La veille au coucher, avaler une cuillerée à soupe de graines de lin non broyées avec la décoction suivante :

– **Bourdaine (écorce desséchée de la tige et des branches) :** laxatif doux ne provoquant ni irritation ni intolérance et qui agira sur les mouvements du gros intestin.

- **Mauve (fleurs de) :** riche en mucilage* (15 à 20 %) en vitamines A, B1, B2, C. Elle renforce les défenses contre les infections bactériennes.
- **Plantain (feuilles de) :** à action anti-inflammatoire pour adoucir la muqueuse.

Pour une décoction réussie, mélanger 80 grs de chacune des plantes, prélever 3 cuillères à soupe de ce mélange pour le mettre dans de l'eau de source froide qui sera portée à ébullition.

Les graines de lin auront une action mécanique d'accélération du transit, on les consommera de façon transitoire.

- Toujours la veille, pratiquer cinq respirations diaphragmatiques associées à une séance de visualisation éliminatrice, **la conscience du ventre** : l'intestin s'éveille, s'anime grâce au massage de tous les organes internes obtenu par le jeu du diaphragme et le système nerveux. Il sort de sa léthargie et se prépare à une évacuation programmée mentalement pour le lendemain après le petit-déjeuner, moment le plus favorable car l'action péristaltique du système digestif entraînera celle du côlon.
- Programmation mentale à effectuer tous les soirs en état de somnolence jusqu'à obtention d'un transit régulier : *Toutes mesures hygiéno-diététiques ont été prises pour une rééducation intestinale durable. Cependant, je n'en ferai pas une obsession, qui s'opposerait à ma relaxation et à l'évacuation. Si je continue à être obsédé et à pousser comme un dératé, j'ajouterai à ma problématique hémorroïdes, fissures anales et tension artérielle.*

- Le lendemain, tout de suite après le petit-déjeuner, pris si possible une demi-heure après le lever, gagner le siège pour dix minutes minimum et penser à la programmation mentale de la veille.
- Assis, dos droit sur la cuvette, faire trois respirations profondes, puis se pencher en avant, surélever les pieds à l'aide d'un support, car la position assise, confortable certes, ne favorise pas la poussée de l'abdomen et du diaphragme sur le gros intestin. D'où l'utilité de faire la chasse aux WC turcs !

Quelques minutes après les respirations, l'évacuation se fera naturellement. Si elle ne se fait pas, pas de panique, elle se fera mais seulement lorsque le corps aura intégré l'ordre qu'il doit s'exprimer naturellement sans forcer et lorsque l'application des règles hygiéno-diététiques aura bien été intégrée.

Ma technique fait toujours rire mes clients, tant mieux car le rire procure un massage intestinal qui accélère la défécation. « Rires et Chansons » sur la bande FM, un recueil d'histoires drôles, vous prouveront que rire et bonne humeur dérident et pas le visage seulement !

OUBLIER LE PETIT-DÉJEUNER, C'EST RECULER POUR L'AVOIR SAUTÉ

La réussite de la journée est déterminée par la qualité du premier repas du matin.

Jean-Marie Bourre

Une légende indienne dit que *celui qui ne mange pas un bon petit-déjeuner ne sera pas un bon mari.* Mesdemoiselles, renseignez-vous avant de vous engager! car sans petit-déjeuner, nous sommes en état de jeûne depuis la veille au soir jusqu'au lendemain midi. Votre prétendant peut croire que son organisme va puiser dans ses réserves l'énergie nécessaire à son fonctionnement. À son fonctionnement peut-être, mais pas à son bon fonctionnement pour assurer. J'en veux pour preuve les statistiques qui démontrent que la majorité des accidents du travail a lieu entre onze heures et midi. Ce qui prouve bien une baisse de la vigilance pour avoir manœuvré à vide complet.

Contrairement aux idées reçues, sauter le petit-déjeuner fait grossir. Par crainte de cette longue période de pénurie qu'on lui inflige, le corps met en route son mécanisme de régulation des stocks, au repas suivant il constituera des réserves grandissantes en orientant le métabolisme vers l'épargne.

Dès le matin, de préférence une demi-heure après le lever, il est indispensable de donner à l'organisme les moyens de fonctionner à plein rendement. L'en priver aura le même effet que si en hiver on fait démarrer une voiture sans son starter.

Le petit-déjeuner doit fournir, outre les trois éléments énergétiques, l'ensemble des vitamines et minéraux nécessaires à leur utilisation et à leur assimilation par l'organisme.

J'ai choisi de fournir cet apport par une variante de la crème Budwig de Catherine Kousmine. Je la compose en fonction de chaque cas afin de combler les déficiences révélées par le questionnaire préalable. Ce mélange d'aliments crus, vivants, augmente toutes les performances, en particulier en amaigrissement. Ainsi, toute la journée, on ne fonctionnera plus comme une locomotive mais comme un TGV.

FAIRE TROIS REPAS PAR JOUR ET UNE COLLATION À HEURES RÉGULIÈRES

L'heure c'est l'heure, avant l'heure c'est pas l'heure, après l'heure c'est plus l'heure !

Jules Jouy

Une collation suffit car le petit-déjeuner que je préconise permet d'atteindre le repas de midi aisément, sans la collation de onze heures. Manger à heures régulières disciplinera l'estomac, il sécrétera les sucs digestifs et amorcera les contractions à heures régulières. Si les horaires sont fantaisistes, cet automatisme ne se fera pas. Cette habitude imposera à l'estomac un rythme biologique comme pour le réveil et le coucher, la faim apparaîtra à heures régulières et il sera plus facile de faire la différence entre faim et envie.

La faim est un besoin physiologique dicté par l'hypothalamus, petite glande d'environ quatre grammes située à la base du cerveau et dans laquelle siège le centre de commande de la faim et de la satiété. C'est un appel du corps, un besoin de carburant, il faut la satisfaire.

L'envie n'est qu'une réaction psychologique à des stimuli internes (souvenirs, imagination), externes (vue, odorat), à des émotions (peur, colère, doute, angoisse et même joie), à des sensations (froid, chaud, fatigue, ennui etc.), toutes des motivations psychosensorielles.

Pour ne pas manger sans faim ou laisser croître inutilement l'appétit en attente, il est essentiel d'en identifier les symptômes.

Pour la faim :

- Sensation de vacuité de l'estomac, qui se poursuit par des crampes si on ne mange pas.
- Baisse de la température, demande de chaleur, de calories.
- Baisse du taux de glucose, hypoglycémie, faiblesse.

L'envie, elle, se manifeste de deux façons, soit par une augmentation du débit salivaire, l'eau à la bouche, soit par une idée fixe sur le sujet. Au point que ce n'est plus le chocolat qui nous attire, par exemple, mais bien nous qui attirons le chocolat. Mesdames, inscrivez bien cela sur vos tablettes !

Céder à une envie ne pose pas de problème si on en accepte la logique du résultat, c'est-à-dire un léger ralentissement. Céder à toutes revient à grignoter sans cesse au point de ne plus percevoir la saveur des aliments, excluant ainsi toute volupté gustative au profit de phénomènes d'accoutumance qui se traduisent par une avidité à l'égard de l'aliment concerné.

Respecter les horaires des repas revient à respecter son estomac. Les négliger provoquera des troubles digestifs qui s'installeront de façon chronique.

MANGER LENTEMENT ET MAIGRIR SÛREMENT

C'est fou ce que l'on peut faire avec le temps quand on a la sagesse d'attendre.

Confucius

Observez les gourmets, souvent ils ferment les yeux pour prendre conscience de la saveur des aliments qu'ils dégustent très lentement, alors que les gourmands font de leur repas une séance d'engloutissement.

Dame Nature nous a donné incisives, canines et molaires, pas uniquement pour faire valoir un sourire ravissant, mais également pour la préhension, le déchirement et le broyage des aliments. Une mastication défaillante ne permet pas de réduire un aliment en particules assez fines et fera faire à l'estomac des heures supplémentaires qui seront payées très cher. Ainsi fatigué d'être sollicité à outrance, il évacuera dans l'intestin un bol alimentaire grossièrement brassé. Ce dernier réagira par des troubles de plus en plus gênants.

Manger à la vitesse grand V fait engloutir au-delà des besoins, les enzymes n'ayant pas atteint leur coefficient de satiété. De nombreuses études ont démontré une nette diminution des sécrétions digestives chez les individus qui confondent alimentation et engloutissement.

Manger à dents de loup perturbe les réactions chimiques qui se déroulent de la bouche aux intestins. Dans ce cas, on retrouve une partie des aliments ou de leurs substances nutritives dans les selles. Soyons donc économes, hâtons-nous de manger lentement en disant halte au gaspillage !

Technique anti-sprint

- *Ventre affamé n'a point d'oreilles, mais il a un sacré nez !* disait Alphonse Allais. Donc pour commencer, décider de ne pas commencer avant de jeter un nez expérimenté sur les odeurs et un œil admiratif sur les couleurs. Ainsi, sera obtenu un début de satiété olfactive et visuelle.
- Prendre conscience que cette technique va influencer la digestibilité de l'aliment et favoriser l'amaigrissement.
- Pour ne plus « descendre dans les éclairs », expression que j'ai trouvée dans ce merveilleux livre *Mots de table, mots de bouche* et relative au fait que l'on mange très vite « en un éclair », compter vingt coups de dents par bouchée. Chiffre nécessaire pour que l'aliment soit suffisamment ensalivé, la salive contenant de la ptyaline, enzyme qui commence la digestion.
- Appliquer le principe macrobiotique qui recommande de « boire les solides », c'est-à-dire de les transformer en liquides avant de les avaler.
- Poser les couverts entre chaque bouchée. Cela n'empêche pas d'engloutir si on le désire mais réamorcera la prise de conscience à chaque nouvelle prise.
- Pendant une semaine, détacher son bracelet-montre et le placer près des couverts. Il rappellera à chaque instant qu'il y a un impératif horaire : pas moins de trente minutes.

- Faire au moins une fois l'exercice suivant de « visualisation correctrice » : mettre un miroir sur la table, se regarder manger « speedé », apprécier la taille des bouchées, la déformation de la bouche, des joues, la vitesse de déglutition. Imaginer que l'on a devant soi quelqu'un que l'on veut séduire et, ô par miracle, immédiatement, interviendront des réflexes de pondération, mais pour un moment, un moment seulement. De tous les comportements inscrits à mon programme de rééducation, c'est le seul qui soit récurrent. À la faveur d'une contrariété, d'une période de surmenage, d'une vive émotion, il revient au galop ! Je conseille donc de travailler à son extinction à chaque réapparition. Sachant bien que ce ne sera jamais définitif, sauf à considérer le plaisir de manger comme un plaisir sensuel, au même titre que ceux dont on espère toujours une prolongation. Vous aimez manger, je le sais, alors mangez lentement et vous mangerez plus longtemps. Les Anglo-Saxons disent encore aujourd'hui que celui qui reste attablé plus longtemps vivra plus vieux.

MANGER AVEC PLAISIR..., L'ÉLIXIR

> *Un aliment pour mériter ce nom doit flatter nos sens gustatifs et olfactifs et procurer ainsi une émotion complexe... le plaisir.*
>
> Professeur Trémolière

En conséquence de quoi, si vous n'éprouvez pas de plaisir en mangeant, vous n'avez pas consommé d'aliments dignes de ce nom.

S'en tenir au steak grillé, haricots verts, ne répond pas aux critères du professeur Trémolière et offre toutes les chances d'une réaction psychologique de rejet parce que le programme alimentaire ne faisant pas appel à des notions de gastronomie est triste, uniforme, sans odeurs et sans saveurs. Un comble dans un pays où l'art culinaire offre une diversité extraordinaire.

Il est démontré que manger agréablement fait brûler plus de calories que manger tristement, l'effet thermique étant plus important. Maigrir en consommant une cuisine attractive augmente par voie réflexe les sécrétions digestives. Aussi, pot-au-feu, blanquette, couscous, paella sont inscrits au programme en sélectionnant ingrédients et modes de préparation.

Le Créateur, en obligeant l'homme à manger pour vivre, l'y invite par l'appétit et le récompense par le plaisir, a découvert le chercheur Jean-Marie Bourre. Il n'est pas nécessaire d'être un cuisinier talentueux pour élaborer une cuisine attractive faite de formes et de couleurs. Donner un aspect festif, au moins à un repas sur deux, exclura la notion de régime frustration et celle, encore plus néfaste, de régime punition en favorisant les bons réflexes pour l'élaboration des sécrétions digestives.

Bien que l'on me considère quelque talent en toque et tablier blanc, cela ne me confère en rien trois étoiles au Michelin. Par égard pour le lecteur, je range le cordon. Je ne donnerai pas de recettes dans ce livre car la presse féminine excelle dans le domaine de l'innovation, de l'imagination, voire même de l'audace. Je lui laisse cette prérogative, à chacun son plus !

Il est tout de même nécessaire de savoir que l'on peut couler, dorer, étouffer, flamber, masquer, mijoter, mouiller, parer, piquer, blanchir, réduire, saisir, en y mettant de la nuance et du bon sens. Sans trop de ces substances grasses, épaisses, qui masquent le goût naturel des aliments et freinent l'amaigrissement. *La cuisine, c'est quand les choses ont le goût de ce qu'elles sont*, disait si justement Curnonsky, écrivain français, surnommé « le prince des gastronomes ».

À mes clientes qui disent ne pas avoir de motivation car elles vivent seules, je réponds toujours qu'un repas en solitaire offre un précieux moment de silence, de vide où l'esprit gagne en calme pour fonctionner ensuite avec plus d'efficacité. Mais si la solitude est perçue comme un chaos affectif au point d'en négliger l'acte sacré de se nourrir avec plaisir, il est urgent de trouver l'âme sœur, dans un premier temps, en soi-même. Compagne qui aide à élargir le champ de conscience et à intégrer la source intérieure pour y puiser l'art de s'aimer. S'aimer, c'est se respecter, avoir de la considération pour soi, « se » recevoir tous les soirs. Un joli couvert, une bougie, une fleur, une musique d'ambiance sont les ingrédients nécessaires à la spéculation intellectuelle, à la réflexion sur son moi et à la perception de la réussite qui s'annonce. Celle qui inclura les jeux de la séduction, qui ne rendra plus réfractaire aux sollicitations, attitude courante de ceux qui sont fortement complexés par leur volume. Ainsi, toutes chances seront offertes d'échapper au sentiment de nudité affective, jusque-là compensé par l'aliment et de poser les fondements d'une nouvelle érotique. Seulement après viendront amours et amourettes, du provençal Amoretas : testicules de coq aux vertus aphrodisiaques ! Et à nous siestes et nuits coquines protégées par Eros et Cupidon qui auront fait céder le blocus sentimental. On ne badine pas avec l'amour !

LA NUTRITION, ACTE SACRÉ

Ô, disciple, c'est à toi qu'est destinée
Cette règle qui changera ta destinée
Applique-la inlassablement avec persévérance
Avec participation de toute ta conscience
Prépare-toi déjà à l'avance
À manger avec reconnaissance
Assis à table, en silence
Concentre-toi dans un élan intense
Vers celui dont l'amour déferle en abondance
Pour soulager nos maux et nos souffrances
Puis, attache ta pensée vagabonde
À cet objet de méditation profonde
Que chaque bouchée représente
Pour l'homme spirituel qui s'alimente.

Irène Féhor
La Divine Aventure

MANGER DEBOUT, ATTENTION ! PRISE SANS ATTENTION

Toutes les fois que l'on mange debout, c'est autant d'années de purgatoire qu'il faudra faire.

Adage de Franche-Comté

Une des premières règles comportementales que j'enseigne et qui ne suppose ni effort ni lutte particulière, mais seulement un peu d'attention, est d'échapper au purgatoire en décidant de ne plus jamais manger debout, position qui incline à avaler n'importe quoi, n'importe quand, n'importe où, machinalement.

Qui d'entre nous n'a pas décapité un quart de baguette avant de la rapporter à la maison ? A-t-on évalué le nombre de calories ajoutées inconsciemment debout en cuisine, à l'heure du goûter ou après le déjeuner et le dîner. Jeter la nourriture est un péché, nous a-t-on enseigné, mais faire un second repas en catimini, c'est aussi jeter la nourriture, mais cette fois dans nos hanches transformées en poubelle à triglycérides.

Décider une fois pour toutes que toute prise alimentaire ne se fera qu'assis et le faire, permet de mettre du temps entre l'idée et l'acte. Temps nécessaire à l'évaluation des conséquences du geste en se demandant si cet acte éloigne ou rapproche de l'objectif. Se poser la question permet souvent d'y répondre par une attitude conforme à l'engagement : maigrir définitivement en quittant le haut degré de confusion entre alimentation débridée et alimentation sensée.

En gendarmant la position, on ajoutera au bonheur de maigrir régulièrement celui d'apprécier la saveur des aliments parce qu'on aura laissé aux papilles gustatives et à l'estomac le temps nécessaire à une action efficace. Éradiquer ce comportement compromettant interdira aux cellules de se regonfler d'absurdités, avec la certitude que l'on fait des efforts sans résultats probants.

Manger assis permet d'élever ses choix dans le sens de la perfection gastronomique, du grec *gastronomia*: art de régler l'estomac.

MANGER ÉNERVÉ, ATTENTION ! COURANT HAUTE TENSION

On ne vit pas de ce que l'on mange mais de ce que l'on digère.

Jean-Marie Bourre

Le système nerveux influence considérablement les phénomènes digestifs, car les courants haute tension freinent la digestion. Manger énervé favorise la décomposition bactérienne des aliments, aggravée par épices, alcools, sucres et condiments. Ils ne seront pas digérés mais putréfiés avec les diverses manifestations abdominales associées.

- Coupe-circuit : En cas de prise de bec, fermons le bec ! Juste un petit quart d'heure, le temps de réduire les tensions internes en appliquant les techniques d'évacuation :
- Bras tendus, se frotter les mains vigoureusement,

non pour intimider l'adversaire mais pour évacuer les tensions.

- Boire un grand verre d'eau fraîche, ni chambrée, ni glacée.
- Inhaler de l'huile essentielle de lavande et en appliquer une goutte sur le plexus solaire, une autre sur chaque poignet, face interne.
- Pratiquer trois respirations profondes en serrant, bras tendu à l'horizontale, une balle anti-stress à l'inspir et en la desserrant très lentement à l'expir. Le bras droit pour les droitiers, le gauche pour les gauchers.
- Debout, dos droit, cou redressé, soulever une épaule puis, sans la rabaisser, soulever l'autre puis, à nouveau, soulever un peu plus la première et ainsi de suite. Lorsque les deux épaules sont au niveau des lobes des oreilles, lâcher tout, laisser tomber et dire «je m'en fiche». Faire cet exercice trois fois avant de s'asseoir pour analyser la réaction : était-elle en rapport avec l'événement ou plutôt disproportionnée ? Si c'était le cas, relativiser, décider de ne plus faire d'une puce une montagne, ça fait grossir. Penser que l'amaigrissement est une priorité, que la victoire sur l'obésité sera le facteur qui apaisera toutes les tensions, même celles à courant triphasé. À l'avenir, au lieu d'entrer dans le jeu des joutes oratoires qui épuisent, se détendre, écouter un thème musical relaxant ou un sketch, essayer de se souvenir de la dernière histoire drôle que l'on nous a racontée. Sinon, retenir celle-là, authentique :

Une jeune grand-mère d'un mètre cinquante (détail important) a perdu vingt kilos. Son fils vivait aux États-

Unis avec sa famille. Aux vacances de Noël, son petit-fils, cinq ans, revoit sa mamie transformée, délestée de vingt kilos. Tant de poids perdu pour un mètre cinquante c'est impressionnant.

Un après-midi elle avait en garde son petit-fils. Alors qu'il jouait avec son circuit électrique :

« Oh Mamie, que tu es belle maintenant ! Tu as maigri.

Puis, continuant à jouer :

– C'est vrai, Mamie, tu es belle, avant tu étais grosse, très grosse.

Actionnant toujours son circuit :

– Dis Mamie, maintenant que tu as maigri, quand vas-tu grandir ? »

Histoire vraie

ALLER AU RESTAURANT L'ESTOMAC VIDE..., QUELLE LÉGÈRETÉ !

Méfiez-vous du premier mouvement,
il est toujours généreux.

Talleyrand

J'ai demandé un jour à une de mes clientes particulièrement drôle combien de temps s'écoulait entre l'arrivée au restaurant et la dégustation du premier plat :

« Une demi-baguette, Judith.

– Avec probablement du beurre pour lui donner du goût ?

– Bien sûr !

– Et un petit verre de vin pour le faire mieux glisser n'est-ce pas ?

– Et tout cela représente combien de calories avant de commencer ?

– Judith, quand on aime, on ne compte pas, vous savez bien. »

Après une petite distraction de cinq minutes, nous avons travaillé à l'extinction de cette habitude.

Les sorties, pas question de faire l'impasse, elles assurent la détente qui doit présider à la démarche, mais, *gouverner c'est prévoir*, disait Émile de Girardin. Le danger est d'y aller sans préparation. Prudence donc, il s'agit de maigrir, non d'être kamikaze. En état de jeûne depuis treize heures jusqu'à vingt et une heures, même si on a croqué une pomme à dix-sept heures, l'hypovigilance menace, par hypoglycémie latente. Je conseille donc, juste avant le départ, même s'il se fait de son lieu de travail, d'avaler un potage de légumes sans pomme de terre, auquel on ajoutera après cuisson deux cuillerées à soupe de gel d'avoine complet riche en protéines de haute qualité. Ce produit est distribué en boutiques de santé.

Cette disposition ne coûte que 60 calories protéinées. Elle permet d'attendre et, le moment venu, de puiser en soi le dynamisme nécessaire aux justes choix. En premier, celui de ne pas sacrifier à une soirée, les efforts consentis tout au long d'une journée. Ainsi, pain, beurre, vin n'auront plus d'emprise sur notre entreprise. Même les hommes d'affaires ont adopté ce principe de prévoyance. Appliquez-le et vous pourrez dire :

Je suis venu, j'ai vu, j'ai attendu, j'ai vaincu !

LES GRANDES OCCASIONS, PARLONS-EN

Face à l'événement, c'est à soi-même que recourt l'homme (ou la femme) de caractère.

Charles de Gaulle

Mariages, baptêmes, communions, « son » anniversaire et les fêtes sont les grandes occasions.

Considérer les anniversaires du mari, des enfants, des parents, du beau-père, de la belle-mère, les invitations, les réceptions, les week-ends entre amis, les ponts, les petites et grandes vacances comme des événements majeurs, j'ai fait le point : un tiers de l'année plein d'occasions de perdre l'occasion de maigrir.

Convivialité, d'accord et même à répétition. Elle entraîne les vibrations affectives nécessaires au maintien du tonus mental. Mais attention au lâcher prise du moment. À l'heure où la rigueur devient obsolète, où certains classiques redondants que je n'hésite pas à baptiser « crimes et boniments » affirment à coups de démagogie que l'on peut maigrir au steak frites, pizzas et cassoulets, je m'inscris en faux et me demande comment on peut espérer un maintien définitif du résultat si déjà le programme d'amaigrissement est battu en brèche. Au risque d'être taxée de psychorigidité, je dis que les obligations familiales et sociales n'offrent d'alibis qu'aux velléitaires de l'amaigrissement et que les conseilleurs qui leur font avaler des contre-vérités ne sont pas les payeurs.

À mes clients, j'explique qu'il y aura toujours de la

souplesse ajoutée au programme mais jamais de mollesse. Aussi, serons-nous intransigeants sur les principes, mais flexibles sur la façon de les appliquer, sachant tout de même que plus le plan alimentaire est suivi de près, plus les restrictions seront de courte durée. Arrivés en stabilisation, les aliments jusque-là exclus (saufs pour les aliments morts) seront réintégrés avec prudence, sagesse, gestion et ce sans aucune appréhension, le travail effectué ayant déjà transformé les réflexes conditionnés en réflexes naturels, car il ne s'agit pas d'un régime appliqué ponctuellement mais d'une nouvelle façon de se nourrir, d'un équilibre alimentaire au long cours.

Vous n'osez pas heurter les sensibilités ? Et la vôtre, qui s'en préoccupe ? Votre hôtesse peut-être, qui vous préfère grosse et malheureuse plutôt que mince et heureuse ? Qui vous dit que votre meilleure amie ou votre belle-sœur ne craint pas votre réussite ? Vous êtes drôle, intelligente, brillante, comment vous dominera-t-elle sinon de sa minceur ? Avez-vous pensé à cet aspect de la convivialité ? Toutes mes clientes me racontent qu'elles ont maille à partir avec ces chéries qui disent qu'elles vous adorent et qui pensent in petto, « toujours grosse ». Qui de surcroît vous déstabilisent en vous disant « pour une fois, ce n'est pas grave », ou carrément « tu nous casses les pieds avec tes régimes ». Connaissant la propension de la bonne grosse à être toujours accommodante parce que ses complexes lui interdisent la moindre petite dose d'agressivité affichée, j'encourage mes clientes à dire basta ! pour en finir une bonne fois pour toutes avec la silhouette en accordéon orchestrée par les pleurs du violon.

Stratégie anti-pièges

- Décidez que cette fois, le plat principal c'est Vous ! Mettez-vous en valeur, cultivez vos talents : humour, vivacité d'esprit, entregent.
- À chaque étape, pensez fortement « fini le temps des outrances et les attentats à mon humeur. Ce soir, vaille que vaille, je ne ferai pas ripaille (dérivé de riper qui a donné rapace, signifiant ravir, saisir, manger et boire avec excès) ».
- Si ce n'est pas une coupe de champagne, un jus de tomate ou un Perrier rondelle, videz discrètement votre verre d'alcool fort ou doux dans un lavabo. *C'est une grande habileté que de savoir cacher son habileté*, disait La Rochefoucauld.
- Les amuse-gueules, du latin *gula* « gosier, bouche », faites-leur la gueule si ce ne sont pas des crudités.
- Le hors-d'œuvre, s'il est bourré de mayonnaise ou de graisse, pensez à sa définition au XVIIe siècle : « suffisamment accessoire pour être supprimé sans rompre l'ordonnance du menu ».
- Votre verre de vin, gardez-le plein jusqu'au fromage, même un fakir ne peut remplir un verre plein. L'amie-Callef l'a testé.
- On vous a servi un peu trop mais c'est bon, souriez, remerciez, mangez lentement, cela vous fera passer l'envie de vous resservir encore et encore.
- Laissez toujours deux ou trois bouchées dans votre assiette, signe indicatif que vous êtes rassasié. Personne ne peut vous obliger à manger si vous n'avez plus faim, vous n'êtes ni un enfant, ni une oie.
- Une lichette de chaque fromage dans un plateau

qui en compte six ou huit constituera une portion raisonnable pour une future sylphide.

- Le dessert, si c'est votre troisième sortie de la semaine refusez-le, osez ! Vous avez après tout le droit d'avoir mal aux dents ou de détester le sucre. Faites-le avec le sourire, avec humour et sans regrets, vous n'êtes pas puni, vous vous faites un cadeau : l'allégement de votre fardeau. Si vous ne pouvez lui résister, usez-en mais avec modération en activant mentalement votre motivation.
- Pour ce qui concerne les chocolats, vous aurez écarté tout danger en ayant eu la sagesse d'offrir des fleurs qu'on ne vous proposera pas de manger.

Ces règles sont valables pour les « petites occasions ». Pour les grandes, je conseille de manger de tout ce qui fait plaisir en « gourmet » et non en « gourmand », c'est-à-dire en amateur de repas raffiné et non pas avec avidité et excès.

- Le lendemain, appliquez le programme de rattrapage : crudités, légumes verts et protéines en surconsommation.
- Après chaque sortie, tenez le journal de votre soirée :

– Comment étiez-vous habillée ?
– De quelles astuces avez-vous usé ?
– Quelles émotions-sensations vous a procuré votre détermination à ne plus vous laisser piéger ?

Ce journal constituera un point de référence. Si vous avez réussi une fois, vous réussirez cent vingt fois, un tiers de l'année et vous maigrirez !

Lorsque vous aurez définitivement gagné votre silhouette rêvée, vous vous rendrez compte que votre propre estime, votre victoire remportée sur la convivialité sont plus gratifiantes que vins, fromages et desserts, aussi exquis soient-ils.

LES COURSES... LA GENÈSE

L'hostilité envers la pub augmente avec le niveau d'instruction des consommateurs.

Ralph Nader

... Et l'Amie-Callef s'en charge.

Supermarché... promotion... deux tablettes de chocolat pour le prix d'une et on nous propose de goûter ! Qui peut résister à la tentation, surtout si ventre vide et grosse fatigue ? Qui de nous ne s'est jamais fait piéger ? Avons-nous pensé un seul instant que si, d'aventure, quelque circonstance entraînait un défaut momentané d'énergie, c'est deux tablettes de chocolat au lieu d'une que nous croquerions rageusement ? Et qui aura été le dindon ? Nous et nos rondeurs, évidemment !

La minceur définitive s'acquiert par la réflexion, chaque réflexion entraînant un changement de comportement, chaque comportement constituant le maillon d'une chaîne. Retirons un maillon et nous briserons la chaîne.

Les actions psychologiques de la publicité sur le public n'auront plus de prise sur nous dès lors que l'on aura pris conscience du fait que la société de consommation crée le besoin de consommer et que les supermarchés permettent aux produits d'être jetés en pâture aux masses. Or, la masse, c'est vous, c'est moi, c'est nous, qui achetons inutile et nocif, victimes d'arrosages intensifs. Nous qui achetons 30 à 40 % de plus que le budget prévu parce que nous n'avons pas su briser le lien entre la vue et la prise de cette vue.

Tout y est organisé pour aboutir à un seul et même effet : capter un maximum d'argent du consommateur ignorant. Rien n'est laissé au hasard : les produits placés à hauteur des yeux doivent être liquidés en priorité, ceux placés à hauteur des mains doivent être enlevés, les produits régulièrement déplacés doivent nous obliger à parcourir toutes les allées, fourmillements tentaculaires aux bouts des doigts. Des allées entières sont consacrées aux produits à marge bénéficiaire élevée. Quant aux confiseries qui ne sont pas placées innocemment près des caisses, elles sont là pour que nos enfants nous cassent les pieds. Couleurs, musique d'ambiance, éclairages plus ou moins intensifs, tout est prémédité.

La publicité, qu'elle se fasse par voie de presse, radio, télé, cinéma, affichage, ou en direct, ne doit plus nous agresser et nous surprendre en flagrant délire de consommation.

Le réflexe minceur s'exerce avant tout au supermarché par le futur mince qui décide de ne plus se laisser provoquer. Le prétexte enfants ou invités pour stocker n'est qu'un alibi qui masque souvent le refus inconscient de prendre en charge sa nutrition, nutrition qui doit être élargie à toute la famille.

Éviter l'affrontement en supprimant les stimuli visuels jusqu'au jour où, par un travail de réflexion, on obtiendra un changement de comportement, voilà le début de la sagesse.

Je conseille d'établir une liste en fonction des choix alimentaires de la semaine et surtout de s'y tenir. Si vous aviez chargé une amie de faire vos courses, elle disposerait d'une liste et d'un budget, s'aviserait-elle de le dépasser? Mettez-vous dans cet état d'esprit et foncez, fermement décidées à ne plus vous laisser piéger par... **«les arguments de poids»**!

APPRENDRE À LIRE LES ÉTIQUETTES... QUESTION DE SALUBRITÉ PHYSIQUE

Après le pain, l'éducation est le premier besoin d'un peuple.

Danton

La femme est l'avenir de l'homme, chantait Jean Ferrat. À ce titre nous devons cesser, nous les mères, d'orienter les goûts de nos enfants en fonction des nôtres et des choix alimentaires dictés par nos parents. Par l'acquisition d'une culture nutritionnelle, nous devons boycotter les aliments dont la nocivité est avérée.

Apprendre à lire une étiquette permet de connaître la composition d'une proposition alimentaire avant de l'acheter. Ce début de sagesse constituera la genèse d'une démarche de salubrité physique pour toute la famille.

C'est nous, les mères, éducatrices, soutiens, guides, qui devons imposer les réflexes de défense de nos enfants-consommateurs. Très vite, nous constaterons qu'une alimentation saine sera salutaire pour éviter caries, hypo et hyperglycémies, troubles hépatiques, cholestérol du mari, le tout en réduisant sa tension et toutes les tensions par la même occasion. Les enfants agités le sont, bien souvent, à cause des erreurs alimentaires que leur font faire leurs parents. *Et c'est ainsi que la plupart des parents, après avoir enseigné à leurs enfants que la gourmandise est un péché capital, par une singulière contradiction, leur donnent non pas les aliments scrupuleusement choisis parmi les plus utiles et les plus nécessaires, mais ceux qui flattent une gourmandise qu'ils se chargent de provoquer, d'entretenir et d'aiguiser* écrit le Docteur Casabianca dans *Spiritualité et alimentation.*

À nos lunettes, décryptons les étiquettes! (ou plutôt à nos loupes pour déchiffrer ces informations écrites en pattes de mouche!)

Une huile de première pression, n'est pas de première pression « à froid » si cette mention n'est pas spécifiée.

Une huile vierge n'est pas « extra-vierge » si les deux termes ne sont pas associés.

Un chewing-gum ou un chocolat au « sorbitol » est un chewing-gum ou un chocolat au « sucre », le sorbitol étant lui aussi un sucre qui fournit quatre calories par gramme comme le sucre saccharose.

Apprendre à traduire tous les « E » qui vont d'« E 100 » à « E 999 », ne signifie pas qu'il faut tous les exclure, certains ne posent aucun problème et ont fait avancer l'industrie agro-alimentaire. D'autres, en revanche, présentent de réels dangers et occasionnent des troubles digestifs que l'on attribue sans chercher à d'autres facteurs. Amiante, déchets nucléaires, vache folle, dioxine et on ajoute encore maïs et soja génétiquement modifiés, déjà dans nos assiettes sans qu'aient été évaluées sérieusement leurs conséquences possibles sur la santé : allergies, résistance à certains antibiotiques, modifications des propriétés nutritionnelles. Le principe de précaution n'étant pas respecté, toute proposition alimentaire suspecte doit être mise à l'index, sans pitié.

SOLUTION DE FACILITÉ... LES PLATS CUISINÉS ALLÉGÉS

La facilité est le plus grand don de la nature, à condition qu'on en n'use jamais.

Chamfort

Les turbulences de l'existence orientent parfois vers ce que l'on croit être une solution de facilité : les plats cuisinés allégés. S'ils n'étaient allégés qu'en graisse, le marché ne serait pas un marché de dupes. Le problème est que l'allégement est surtout volumique. Or, les gros, même s'ils ne sont pas hyperphages, ont besoin de consommer, toutes proportions gardées, des quantités correspondant à la masse volumique de leur corps, sans quoi ils iront sans détour à la collation de minuit que je ne recommande pas car le foie après la digestion doit travailler à l'épuration. Le pire est qu'inévitablement, après ce repas frugal, ne voulant pas rester sur leur faim, les chéries « complètent » avec ce qui est à portée de leur main : le fromage et le pain.

Cuisiner tous les jours, lorsqu'on rentre à dix-neuf ou vingt heures, c'est risquer, j'en conviens, d'en être saturée et de prendre une envolée vers les allégés.

La solution existe : au lieu de cuisiner tous les jours, consacrer deux heures le week-end à confectionner ses plats allégés en double ou triple exemplaire et les congeler. Je l'ai toujours fait et très rapidement j'ai constaté que j'étais devenue une spécialiste de l'allégement, de ma silhouette, de mes soirées, de tout, sauf de mon porte-monnaie car, le coût de ces leurres alimentaires qui favorisent la famine cellulaire est particulièrement élevé si on calcule le rapport quantité-prix. Prix non fixé en fonction du coût de fabrication mais de la demande.

À leur saumon à l'oseille, opposons l'épargne de notre oseille et optons pour des menus allégeurs de temps et de silhouette. Exemple :

- Salade de mâche à l'huile d'olive et aux graines de sésame grillées, cinq minutes de préparation.
- Épinards à la menthe et aux boutons de roses, préparés à l'avance et congelés (quinze minutes de décongélation).
- Pendant ce temps, pavé de saumon grillé (pas au chalumeau !) mais au citron (cinq minutes).
- Yaourt biologique.
- Pomme ou compote « maison » sans sucre ajouté.

Environ vingt minutes de préparation pour un grand moment de dégustation et d'amaigrissement.

La réussite passe par la gestion du temps, ce temps que l'on ne trouve jamais et qui est partout, ce temps qui trompe celui qui croit le gagner en consommant des « allégés ». Allégés qui, s'ils ne favorisent pas une perte de poids visible sur la balance, favorisent à coup sûr la balance commerciale du fabricant, sans quoi ils n'existeraient pas.

Cessons d'être dupes et rentrons économiquement dans nos jupes !

POUR MIEUX MAIGRIR, BOUGEZ DANS TOUS LES SENS, MARCHEZ, NAGEZ, DANSEZ, CHANTEZ, FAITES L'AMOUR

Pour réussir, 1/10e d'inspiration, 9/10e de transpiration.

Théodore Roosevelt

« Parmi les mouvements du corps, le meilleur est celui qui naît de son action propre », disait Platon. Si on ne bouge pas, les réserves musculaires en glycogène se transforment en graisse qui se dépose partout où il y en a déjà.

Les exercices non violents constituent une démarche écologique qui doit être associée à l'amaigrissement. Marche, natation, danse, chant, câlins, agissent sur les fonctions physiologiques sans porter atteinte aux articulations. Au contraire, ils préservent leur intégrité par un apport liquidien suffisant au cartilage. Ils sont bénéfiques à plus d'un titre, le premier étant une meilleure utilisation du glucose et une régulation du débit d'insuline. Ils éliminent les toxines, facilitent la digestion en accélérant l'évacuation du bol alimentaire. Ils luttent contre la paresse intestinale, les insuffisances respiratoires et circulatoires. Ils déverrouillent les articulations, diminuent les tensions musculaires, agissent sur le système nerveux central en améliorant la qualité du sommeil.

Afin que le premier essai se transforme en habitude de santé, je conseille de veiller à une préparation minutieuse des pieds avant de s'adonner à la marche, si on ne veut pas faire avorter la démarche. Une visite chez un pédicure et bien plus pour les diabétiques à qui toute infection est interdite, me paraît être indispensable. Ensuite, on entretiendra ses pieds en leur donnant des bains réguliers avec de l'eau salée et quelques gouttes d'huile essentielle de basilic diluées dans deux cuillerées à café de crème fraîche liquide (eh oui !). Ainsi, ils seront mieux préparés à effectuer les huit à dix mille pas qu'on leur impose tous les jours, puis à recevoir massages et exercices d'assouplissement :

– À la maison, marchez pieds nus, sur la pointe des pieds, sur les talons, puis en sautillant.

– Faites rouler une balle de tennis sous chaque pied afin d'assouplir la voûte plantaire.

– Saisissez un torchon avec vos orteils.

– Assouplissez vos chevilles par des étirements et des mouvements de rotation.

Être attentif à ses pieds me paraît être la condition essentielle si l'on veut qu'ils nous portent sans avoir à nous supporter, pour nous relier à la terre. N'est-ce pas Haroun Tazieff qui disait : *« On vit bien, longtemps et en bonne santé, quand nos pieds sont en harmonie avec le sol qu'ils foulent »* ? Les Écossais croient encore aujourd'hui que certaines personnes, comme la reine Victoria par exemple, ont le pied chanceux, « lucky foot » et attirent autour d'elles fortune et succès. Soignez donc vos pieds, remerciez-les de vous porter avec bonheur et chaussez les bonnes chaussures. Ne traînez pas les pieds, ce qui reviendrait à conduire un véhicule freins serrés. Ne talonnez pas, marchez. Marchez à votre rythme et non à celui des autres. Allez-y progressivement en ajoutant à chaque fois quelques dizaines de minutes à votre exercice. Choisissez des vêtements adaptés.

Et la natation ? Oui, j'entends déjà les protestations, « la natation pas question, le regard des autres sur mes formes serait mortifiant ». Mais, *à cache-cache il se cache, si bien qu'on l'oublie*, disait Jules Renard. Ne croisez pas leur regard, plongez ! Plus vous nagerez, plus vite vous vous montrerez sous un aspect plus favorable. Être gros ne retire rien à l'échelle des valeurs. Nagez ! Cela vous aidera à sortir de votre inertie. Plongez sans perdre de temps sur le mouvement et le déverrouillage de vos articulations. La natation permet d'effectuer des mouvements de grande amplitude sans traumatiser les articulations. En apesanteur, les exercices se font plus aisément qu'en salle.

Le retentissement qu'aura sur votre équilibre mental cette activité physique n'aura d'égale que l'indifférence avec laquelle vous percevrez le regard de ceux qui, en vous fixant, évacuent leur peur d'être gros ou ont un besoin d'exorciser un défaut qu'ils possèdent et que vous ne voyez pas. Vous, vous agissez, pas eux ! Un gros qui ose a un « moi » suffisamment fort pour dominer ses complexes lorsqu'il s'agit de son mieux-être.

Que de fois ai-je traîné presque de force des clientes à la piscine. Combien m'ont remerciée de les avoir aidées à noyer soucis et complexes dans l'eau. J'ai l'intention d'organiser des sorties « piscine », comme je le fais régulièrement pour les restaurants ou le théâtre. Dispensant ma méthode en cours particuliers, ces sorties me permettent de mettre mes clients en contact afin qu'ils s'encouragent mutuellement par les résultats obtenus.

J'ose espérer que je vous ai convaincus et que vous allez plonger !

Pour commencer :

– Marchez dans l'eau, sur la pointe des pieds, sur les talons, puis latéralement.

– Tenez-vous à un support et, jambes à l'horizontale, faites des pédalages avant et arrière.

– Dans la même position, dix croisements en ciseaux puis dix battements sous l'eau.

– Debout, parallèlement à un mur, saisissez un support avec la main droite, en équilibre sur une jambe, dessinez avec l'autre les chiffres de 0 à 9 avec un maximum d'amplitude. Passez ensuite à l'autre jambe.

– Face au mur, saisissez un support et fixez vos pieds au mur à environ 70 centimètres de distance. Balancez-vous de chaque côté en pliant une jambe puis l'autre. Cet exercice assouplira les adducteurs. Ne forcez pas trop.

– Dans la même position, pieds joints, étirez-vous sans forcer afin de détendre les chaînes musculaires dorsales et la colonne vertébrale.

– Stabilisez-vous et faites travailler vos bras sous l'eau. Tendez-les devant vous à l'horizontale, puis amenez-les, d'avant en arrière, dix fois.

– Bras en croix, dessinez sous l'eau des petits cercles dans un sens puis dans l'autre.

– Pour terminer, si vous savez nager, faites une ou deux longueurs en brasse pour assouplir le bas du corps, autant sur le dos pour assouplir le haut. Si vous ne savez pas nager, sachez que les maîtres nageurs n'attendent que vous pour se faire des sous.

La régénérescence physique et mentale que vous aura procurée ce retour aux sources augmentera votre potentiel et vous y puiserez des forces nouvelles.

Afin que votre projet de maigrir ne tombe pas à

l'eau, que le plaisir obtenu par ce parcours aquatique lié à la sensation de liberté et de légèreté qui s'en dégage, se prolonge au-delà de la séance, ne quittez pas la piscine sans avoir souscrit un abonnement en signe d'engagement. Cette eau, thérapeutique du corps et de l'esprit, dans laquelle vous avez déverrouillé vos articulations, éliminé lumbago, tendinite et mal de dos, a redonné à vos muscles et à votre cerveau souplesse et vitalité.

Profitez-en pour vous mettre en piste, dansez ! Ne regardez pas les autres, dansez, dansez tous les jours, même et surtout si vous êtes triste. *Cette variante de la marche avec support musical* vous fera ruisseler de bonheur et perdre vos rondeurs en effaçant les appréhensions paralysantes. Votre corps transporté par le rythme, vous éprouverez un sentiment d'exaltation favorable à l'amaigrissement. Ces ondes vibratoires qui parcourent le corps vous feront quitter toute obsession alimentaire. *Ce n'est qu'en dansant que je sais lire le symbole des plus hautes choses*, disait Nietzsche. Choisissez votre danse, mais dansez ! Car l'inertie est un confort que nous offre la vie moderne. Voitures, ascenseurs alimentent nos rondeurs qui s'en accommodent hélas facilement.

Dansez, multipliez vos pas précipités.
Et dans les blanches mains, les mains entrelacées
Et les guirlandes de feu, les guirlandes froissées
Et le rire éclatant, cri de joyeux loisirs
Et que la salle au loin tremble de vos plaisirs.

Alfred de Vigny (Le bal)

Le ministère de la Culture communique que seulement 5 % des hommes et 17 % des femmes ont pratiqué la danse au cours de leur vie et que l'on pratique dix fois moins cette activité euphorisante entre 40 et 60 ans qu'entre 10 et 20 ans. On préfère probablement et tristement se droguer aux anxiolytiques plutôt qu'aux endorphines, hormones du bonheur !

Ayant pratiqué la danse orientale depuis l'âge de deux ans, j'ai tenu à transmettre à mes deux filles mon patrimoine culturel. Et aujourd'hui, ma petite-fille Chani, un an, se trémousse déjà sur sa chaise en voyant sa maman, surdouée de la torsion ombilicale, danser.

Sur le plan médical, affirme le docteur Roland Borgye, médecin du sport, *la danse est excellente pour acquérir des repères spatiaux lorsqu'on est jeune et pour compenser leur perte lorsqu'on vieillit. La danse est bénéfique sur le plan cardio-respiratoire. Elle l'est aussi dans la mesure où elle oblige à observer une certaine discipline corporelle. Enfin, elle l'est également pour le moral puisqu'elle engendre plutôt l'euphorie et favorise les rencontres.*

Ces rencontres sans lesquelles les câlins sont exclus. Rencontres pour un acte d'amour non réductible à un jeu de molécules d'une sexualité débridée, mais l'acte souverain qui pousse aux performances érotiques et qui fait brûler des calories d'épanouissement. Que de clientes m'ont confié qu'elles ont, par ma méthode d'amaigrissement, récupéré leurs facultés orgasmiques grâce à la redécouverte de leur corps physique.

Votre partenaire n'a pas la pêche ? Balancez les bouteilles d'alcool ! *Il augmente le désir et éloigne les performances*, selon Shakespeare. Shootez-le à la verveine. Jean-Marie Bourre, dans son livre document *La Diététique de la performance*, précise que cette plante a le pouvoir de dilater le calibre des artères et de gonfler l'organe et ceci sans recours à la petite pilule bleue. Bonnes nuits câlines ! Si vous n'y croyez pas, essayez ! Je conseille la verveine à mes clients à petites faiblesses passagères et ça marche ! Mais à eux, je demande préalablement un contrôle du pH urinaire, s'il est acide, leurs nerfs, leurs articulations, leurs organes baignant dans du vinaigre, je leur conseille d'apprendre par cœur ce poème dont rimes et assonances ne prétendent pas à la littérature mais seulement à une mission à la fois didactique et humoristique.

Dieu s'est fait homme, il n'est pas misogyne
Il a favorisé la femme plus qu'on imagine
Car, si elle peut simuler l'extase
L'homme, lui, affrontera ses stases
Et s'il persiste à négliger son pH
Le couperet tombera comme une hache
Baignant dans une mare acide et corrosive
Ses organes s'agiteront de manière évasive
Verveine, ginseng, aliments érotiques
N'empêcheront pas la panne organique
Il fera tout pour inverser la tendance
Son pH hélas, freinera la relance
Il est des prises de conscience essentielles
Celle-là est pour vous, Messieurs, providentielle !

L'Amie-Callef

Jean-Marie Bourre, encore lui, dit que *la physiologie, la biologie, la chimie des deux sexes ont révélé que c'est le cerveau qui fait l'amour*, j'ose espérer qu'il me pardonnera d'ajouter que c'est aussi l'amour qui fait le cerveau.

Ainsi le lendemain, le réveil se fera en chantant. Ne cherchez pas si vous avez un joli filet, chantez. Il ne s'agit pas de faire des vocalises en préparation au concours de l'Eurovision. Chantez, non pour être écouté mais pour intégrer la joie dans le mental et encourager au succès de la journée par des actions positives. Si vous n'avez pas d'idée, sur l'air d'alouette, cet oiseau rustique dont vous convoitez la légèreté, chantez

Silhouette, jolie silhouette,
Silhouette, bientôt je t'aurai,
Silhouette, jolie silhouette,
Silhouette je te gagnerai !

Le message vibratoire interne dû à la puissance du chant, chanté avec un cœur plein d'allégresse, permet par l'émotion qu'il suscite d'accéder à l'inconscient et ainsi de le libérer des élucubrations mentales qui envahissent le champ de conscience pour ne garder à l'esprit qu'un seul but noble : l'amaigrissement par voie de joie en chantant ses espoirs.

Vous n'avez pas idée à quel point cette vénérable comptine procurera une vitalité agissante et constituera l'hymne à la joie de défier les émotions négatives qui conditionnent les comportements. S'habiller en chantant, en sifflotant, permet d'échanger ses ondes sonores avec celles de l'univers. Le germe de la joie est en chacun de nous, faisons-le fructifier pour inscrire au programme l'épanouissement personnel en secouant l'inertie ancrée depuis tant d'années. Marche, natation, danse, câlins, chant, quel programme pour faire de notre corps la cité de la joie, joie brûle graisse à combustion prolongée.

ÉCOUTE TRANSCENDANTALE

Si un homme ou une femme ne dispose pas d'une demi-heure par jour pour sa détente, ce n'est ni un homme, ni une femme libre.

Dalaï Lama

À lire très... len...te...ment

L'immense bien-être physique et mental que vous procurera l'écoute transcendantale inscrite à mon programme de rééducation, agira sur votre subconscient au point qu'il obéira à tout ce que vous lui suggérerez. Le calme intérieur qui s'installera en vous, vous rendra invulnérable aux sollicitations alimentaires excessives.

« La musique adoucit les mœurs », cela est sans conteste, si l'on occulte pour cette séance celle qui accumule les décibels au point de provoquer des lésions de l'oreille interne. Au rayon « relaxation » d'un bon disquaire, vous choisirez celle qui, par ses vibrations, sa lenteur, sa douceur, son harmonie, vous invitera à un merveilleux voyage dans les sphères (l'Adagio d'Albinoni se prête parfaitement à cette séance).

Prévoyez une demi-heure, votre demi-heure, au cours de laquelle votre esprit gagnera en calme pour fonctionner ensuite avec plus d'efficacité.

Dans votre nudité intégrale allongez-vous au sol. Placez un oreiller sous votre nuque, un autre sous vos genoux et, les bras le long du corps, mains non crispées, faces palmaires dirigées vers le haut en signe de réceptivité, recherchez la meilleure position puis fixez-vous dans la plus stricte immobilité.

En fin de journée, afin d'accélérer la détente et d'éliminer les effets de séjours en cubage d'air réduit : train, métro et autobus, effectuez cinq respirations lentes, amplifiées, mais sans exagérer car, toute sollicitation excessive s'opposerait à la détente musculaire : inspirez en soulevant le ventre, faites une petite pause poumons pleins, expirez très lentement et complètement.

Envoyez la musique ! Fermez vos yeux pour un silence visuel, prélude à la détente et appréciez l'ultra-ralenti de toutes vos fonctions...Vous êtes calme... détendu... Votre corps ne répond plus aux sollicitations nerveuses, mais aux lois de la pesanteur. Il va se faire lourd... très lourd... de plus en plus lourd, répondant ainsi à l'attraction terrestre.

Appréciez cette sensation d'abandon en faisant un inventaire de tous vos points de contact au sol : vos talons, vos mollets, l'arrière de vos genoux, l'arrière de vos cuisses, votre région sacrée, vos muscles dorsaux, votre colonne vertébrale, votre tête-nuque, la face dorsale de vos mains, vos avant-bras, vos bras. Votre corps repose si lourdement qu'il serait impossible de le soulever sans efforts inhumains.

Par ce relâchement tissulaire, ligamentaire, articulaire, musculaire et nerveux, les tensions se libèrent... et vous êtes si bien que votre cuir chevelu se détend... vos mâchoires se décrispent... votre langue s'étale... les plis cutanés de votre visage s'estompent... vos paupières se font lourdes... très lourdes... et vos lèvres dessinent un discret sourire à l'attention du chef d'orchestre et des musiciens que vous visualisez mentalement. Ce sourire diffusera une onde positive dans tout votre corps.

Vous êtes si détendu que vous ne pensez plus... ne calculez plus... ne jugez plus... le train de vos pensées s'évapore et la musique, par ses vibrations, envoie un doux frémissement qui parcourt la surface de votre peau. Laissez-vous ainsi dériver progressivement, au rythme de ce thème relaxant, vers un état de somnolence contre lequel vous n'avez pas envie de lutter. Rien d'autre ne compte pour vous en ce moment.

Votre relaxation a atteint un degré tel que le calibre de vos vaisseaux sanguins se modifie. Cette vasodilatation, réalité objective, se traduit par une sensation de chaleur douce... agréable... enveloppante. Elle se manifeste au niveau du plexus solaire, envahit l'abdomen, le thorax, la gorge, puis traverse l'enveloppe charnelle et réchauffe toute la surface de la peau.

À ce stade de votre détente, votre conscient est neutralisé, l'accès est ouvert à l'inconscient. Il atteint un tel degré de réceptivité à la musique qu'il accepte l'idée d'apaisement de toutes les vibrations internes. Cet état de relaxation avancée signale votre aptitude à recevoir la suggestion musicale. La musique s'installe en vous et sa valeur émotionnelle s'accroît voluptueusement. À chaque note votre sensibilité augmente tant, que les pores de votre peau se dilatent et votre imagination créatrice les voit se déployer en autant de petites corolles, de petites oreilles qui écoutent, qui captent cette musique lénifiante... Vous êtes en communion totale avec elle, en alliance sophronique dans un but thérapeutique : faire de votre corps qui relie l'esprit à la matière, non plus le réceptacle de conflits internes qui favorisent obésité et cellulite, mais la cité de la musique.

Cette musique qui rayonne en vous pénètre par tous les pores, tous les orifices. Un bain de jouvence musical s'offre à vos cellules. Vous êtes pris dans un tel tourbillon musical que vos nerfs sont apaisés... vos membres caressés... vos organes internes revivifiés... tout devient harmonie en vous. Vos cellules captent la musique avec une telle sensibilité qu'elles en sont tout imprégnées. Calme... paix... sérénité... s'installent en vous dé-fi-ni-ti-ve-ment.

Appréciez une dernière fois, avant le final, cet abandon avec délice. Vous naviguez dans un bain d'amour mélodique, l'amour qui ne s'évalue pas en degrés à l'échelle de Richter comme pour un tremblement de terre, mais l'amour paix, l'amour qui ajoute toujours et ne retranche jamais, l'amour qui atteint la quintessence de l'âme au point que vous ne serez plus animé que par une seule et même idée : le sauvegarder pour l'obtention de la silhouette rêvée.

Que de larmes d'émotion ont coulé au cours de ce lâcher-prise musical qui permet d'atteindre la perfection, autant dans l'audition que dans la relaxation car la musique est émotion avant même d'être compréhension.

J'ai personnellement pu constater en thérapie qu'une seule écoute d'une musique appropriée en état alpha pouvait provoquer des déblocages importants et définitifs

André Daprey,
mon Professeur de sophrologie

LA PRIÈRE, OU COMMENT ENTRER EN HARMONIE AVEC LES LOIS DE L'ESPRIT

Que celui qui entretien l'harmonie dans les sphères la fasse régner sur nous.

Kaddish
(prière juive à l'origine
du « Notre Père »)

L'Église catholique fait procéder chaque année à une enquête sur le caractère miraculeux de guérisons spontanées observées après un pèlerinage. De ces investigations il ressort que ces rémissions concernent des individus qui s'investissent avec ardeur dans la prière. Ce qui prouve bien un lien secret entre santé et spiritualité.

Jacques Poujol, psychothérapeute, formateur en relation d'aide, soutient que la maturité a un lien avec la capacité d'aimer Dieu, les autres et soi, ces trois amours étant profondément imbriqués et interdépendants.

Ayant pour ma part érigé la liberté absolue de conscience en système de collaboration active avec mes clients, je n'aborde ce thème de réflexion que si, au cours de l'anamnèse, se révèle quelque vibration spirituelle. On peut maigrir sans forcément admettre que la spiritualité assure la survie des nations, mais on maigrira mieux si le cœur lourd, blessé, on se laisse habiter par Dieu. Spiritualiser la démarche minceur permet au courant de l'amour divin de traverser notre être afin que le parcours holistique se distingue par la sérénité qui le transcende. Instaurer un partenariat avec la puissance paternelle créatrice laisse entrevoir son aide comme une présence curative pour les fractures de l'âme, un stimulant pour une résistance sans faille aux attaques des poisons mentaux et pour se ressaisir en cas de défaillance ponctuelle.

Substituer à la dévotion alimentaire la dévotion à la conscience supérieure active le jaillissement de la foi en la réussite. Et même si nous avons conscience de notre fragilité, nous dompterons nos pulsions, soutenus par cette « Yad Hasaka » (Main Ferme), la même qui a libéré les Hébreux des servitudes égyptiennes.

Par ce contact quotidien, cette proximité simple, directe, empreinte de la tendresse qui nous manque nous instaurons une invincible communion avec la certitude de parvenir à désintégrer la notion d'échec qui depuis tant d'années a encrassé le mental. Va vers toi-même, disait le Roi Salomon. Et si nous devenions des Salomon en recouvrant notre royauté intérieure par la prière ? Dix minutes par jour, dix minutes seulement, à l'heure où le jour expire, où l'on n'est plus enfiévré des tribulations de la journée, offrons-nous ce silence solennel avant de parler à Dieu comme à un père, hors tumulte et agitation.

La prière valorise cette part du temps où elle doit être accomplie, enseigne le grand rabbin Alexandre Safran. Moment d'adoration, chant de louange, bain d'espérance comme pour un premier amour. Avant que le cœur ne s'endorme, laissons-nous pénétrer par le souffle divin en spiritualisant le nôtre : à l'inspir, on capte sa respiration secrète, à l'expir on évacue engeances, enfance, souffrances et dépendances. Seulement après, le silence se fera parole par la demande. *Ô vous qui croyez ! Demandez l'aide de la patience et de la prière.*

Dieu est avec ceux qui sont patients dit le Coran, Sourate II 153.

Vous ne savez pas prier? Ouvrir dès le réveil son espace vital au pouvoir divin et lui demander de guider nos actes, lui rendre grâce au coucher pour tout ce qu'il a offert de ténacité active, de confiance et d'espérance, c'est déjà prier en posant un acte de foi qui n'entame pas la liberté. Surviendront alors des pensées claires, non discordantes, pensées justes qui participeront à la synthèse des cinq dimensions en créant l'harmonie entre elles. Équilibre qui ouvrira la voie à la liberté de faire sa propre liberté par la lumière et la fécondité créatrice qui en découle.

Vous êtes à présent transformés parce que vous avez reçu une transfusion de la puissance créatrice mise en action par vos prières.

Joseph Murphy

CONCLUSION

L'homme le plus heureux est celui qui fait
le bonheur d'un plus grand nombre d'autres.

Diderot

ET MAINTENANT...

Septembre 1997

« Je voudrais parler à madame Judith Micallef-Attali.

– Vous l'avez devant vous.

– Mon mari a suivi intégralement vos menus parus dans une revue et a perdu 25 kg en trois mois. Le problème est que l'on ne sait pas quoi faire pour qu'il arrête de maigrir ! »

Bravo ! Ce monsieur a appliqué des menus parus dans une revue féminine, donc destinés à des femmes. Il a consommé mille calories de moins que ses besoins organiques ne l'exigeaient. On ne s'étonnera donc pas de sa performance.

Il s'agissait de menus « plage et pique-nique » élaborés à la demande d'une journaliste soucieuse d'éviter à ces belles qui se sont affamées avant l'été, la déconvenue de passer une fois de plus du simple au double avant la rentrée. Cet exemple illustre bien le danger qu'il y a à maigrir sans chercher à comprendre.

Ceci pour répondre à une question présente à laquelle je me doute bien qu'à ce stade de la lecture tout le monde se pose : « Et maintenant, qu'est-ce qu'on mange ? » Au risque de décevoir, je ne répondrai pas à cette question en livrant un programme pour tous. Chaque individu est un cas unique, il n'y a pas de modèle humain standard. *C'est une conduite pleine de périls que de vouloir mener toutes les âmes par le même chemin*, disait Ignace de Loyola. Livrer un programme pour tous signifierait une vue monofactorielle du problème et l'ignorance de la sémiologie* des comportements. Ne pas tenir compte de la disparité des tempéraments, celui du « bilieux » à l'insuffisance hépatique, du « sanguin » gros mangeur menacé par l'hypertension et le diabète, du « lymphatique » gourmand, au foie gras et à l'intestin paresseux, du « nerveux » prédisposé aux ulcères, du « rétracté » spécialiste du refoulement et des économies d'énergie, du « dilaté » hyperactif, convivial et optimiste, c'est mettre tout le monde dans le même panier et faire fi des variations climatiques, de l'environnement culturel, du contexte social, du panorama affectif, de la psychologie des caractères et de l'hérédité. *Encore une fois, qui ne respecte pas la réalité plurielle de l'être humain le mutile dangereusement et manque sa mission de thérapeute*, affirme avec force Daniel Kieffer. L'Amie-Callef aussi !

Délivrer un programme alimentaire clés en main serait sans doute plus vendeur et donnerait toute satisfaction aux critiques en quête de bout de gras. C'est après vingt années de souffrance que, le cœur au ventre, j'ai créé une méthode d'émancipation par rupture des dépendances parce que, à l'image de Voltaire, j'ai considéré que *c'est n'être bon à rien que n'être bon qu'à soi.* Tout au long de cet ouvrage qui traite de propos de bouche à oreille, c'est par le cœur que j'ai voulu communiquer. C'est encore par le cœur que je réponds à la question en question.

À ceux qui souhaitent maigrir et en feront la demande par une lettre de motivation mentionnant la quête individuelle alimentée par des intentions réelles de changement et qui prendront l'engagement d'étudier les aliments, de respecter les règles de nutrition et de procéder à la rééducation de leurs comportements selon mon concept, à ceux-là, je ferai parvenir un questionnaire qui me permettra d'élaborer, **sans contrepartie financière**, leur programme alimentaire personnalisé. Ils devront joindre à leur lettre le coupon détachable numéroté qui se trouve en fin de livre, une enveloppe timbrée, ainsi qu'une lettre de leur médecin de famille mentionnant les pathologies menaçantes ou existantes et m'assurant qu'il suivra son patient pendant toute la durée de l'amaigrissement, stabilisation comprise. **Ces exigences, non considérées comme une contrainte, constitueront la preuve tangible d'un engagement responsable.** Priorité sera donnée à ceux qui sont menacés dans leur santé par leur obésité. J'y consacrerai un jour par semaine en attendant la joie qui m'inonde lorsqu'un gros perd ses kilos.

Il existe sept notes de musique, mais combien d'accords, combien de partitions, combien d'interprétations ! Il en est de même pour le programme de chaque individu. Nous orchestrerons sur plusieurs portées, la linéarité restera mélodique, les silences contrôlés, l'improvisation travaillée. C'est le sens qu'il faut donner à toute démarche d'amaigrissement associée à la restauration du terrain endommagé par des années d'erreurs et un métabolisme jusque-là dévié.

Afin que ce dernier essai soit un coup de maître, chacun devra réfléchir préalablement à la force de sa motivation avant de prendre sa décision. Il définira, à la lumière de ses réponses aux questions suivantes et que je lui pose personnellement, la qualité de son engagement.

Question n° 1 : Est-ce vous seule qui avez décidé de maigrir ?

Maigrir sous pression sociale ou familiale ne suffit pas à maintenir une motivation constante. Vous perdrez quelques kilogrammes et reprendrez des kilos-drames.

Question n° 2 : Pourquoi désirez-vous maigrir ?

Si c'est pour glisser dans une robe moulante à l'occasion du mariage de tante Agathe, ou le temps d'un été pour répondre aux exigences d'une société qui prône l'apologie du corps aux dépens du mental, c'est une motivation superficielle qui n'assurera pas la constance des résultats.

Trouvez trois raisons fondamentales qui concernent votre mieux-être, à la fois physique et mental, toutes chances de succès vous seront offertes.

Question n° 3 : Quelle taille de vêtements convoitez-vous ?

Tout objectif étriqué ou démesuré vous découragera et vous ramènera à la case départ, avec en prime une valeur ajoutée à votre obésité.

Pour seulement quelques kilos, vous n'aurez pas envie d'entreprendre de changements fondamentaux. Pour un nombre insensé de kilos, si vous ne fractionnez pas les étapes, la tâche vous paraîtra énorme. Comptez la perte d'une taille de vêtements par mois, ce qui est tout à fait réalisable et fixez une date butoir car, sans but, pas de tir au but !

Question n° 4 : Êtes-vous conscient qu'un amaigrissement sérieux n'est pas une course après l'image subliminale ?

Pour se construire une silhouette, il faut comme pour une maison, étudier le terrain puis bâtir de solides fondations.

Maigrir par ma méthode nécessite que tous les aliments soient étudiés et tous les comportements modifiés. Cela exige temps, compréhension, assimilation, intégration. Si l'on compte une catégorie d'aliments étudiée par semaine et la modification d'un comportement au même rythme, ce n'est pas en un mois que l'on va maigrir définitivement. Vouloir tout, tout de suite, ici et maintenant relève du caprice d'enfant. Ce n'est pas en luttant à coup de frustration contre les excès que l'on maigrit, mais en travaillant régulièrement. Sans travail personnel, tout espoir de victoire est illusoire.

Question n° 5 : Etes-vous prêt à déposer au sol vos déceptions du passé ?

La réussite réside dans la capacité de chacun à tirer parti de ses expériences en abrogeant les vieux concepts négatifs. L'échec n'existe pas, il n'y a que des résultats, positifs ou négatifs. Tout résultat doit nous aider à déterminer ce qu'il ne faut plus faire (C.Q.N.F.P.F.).

Question n° 6 : Acceptez-vous l'idée première que certains aliments que vous chérissez manquent à l'appel momentanément ?

On ne peut pas poursuivre ses habitudes alimentaires et en attendre des résultats différents. La réussite est réservée à ceux qui sont prêts à en payer le prix. Quel que soit le prix ! (Q.Q.S.L.P.).

Question n° 7 : Etes-vous prêt à vous délester de votre enveloppe charnelle, celle qui jusque-là vous renvoyait une image enveloppante, rassurante ?

S'habituer à sa nouvelle image demande du temps. L'identification se fera plus aisément si l'amaigrissement est progressif et l'investissement personnel régulier. C'est à force de petits changements que se font les grandes transformations. L'amaigrissement marathon comporte le risque de boulimie réactionnelle. Le contraire est exceptionnel.

Question n° 8 : Etes-vous prêt à respecter les commandements de la minceur ?

- Un gros déguisé en mince toujours tu seras,
- Ce postulat jamais ne l'oublieras
- Les règles de nutrition toujours appliqueras
- Et les comportements encore ajusteras
- Ton look-minceur sévèrement défendras
- Un kilo de trop jamais n'accepteras
- Tes muscles encore et encore renforceras
- À la case départ jamais ne reviendras
- Et lorsque Dieu donnera l'aliment,
  Lucifer n'en fera plus l'assaisonnement !

Question n° 9 : Que pensez-vous d'un homme qui :

– a fait faillite à 32 ans
– a été battu aux élections législatives à 33 ans
– a fait à nouveau faillite à 34 ans
– a perdu sa compagne à 35 ans
– a fait une grave dépression à 36 ans
– a été battu aux élections locales à 38 ans
– a été battu aux élections du Congrès à 43 ans
– a été battu aux élections du Congrès à 46 ans
– a été battu aux élections du Congrès à 48 ans
– a été battu aux élections sénatoriales à 55 ans
– a été battu aux élections sénatoriales à 58 ans.

Commentaire de presque tous mes clients : il aurait mieux fait de s'enterrer vivant ! Heureusement que cette idée ne l'a jamais effleuré car il s'agit d'Abraham Lincoln, élu Président des États-Unis le 4 mars 1861 et qui a aboli l'esclavage. Aurait-il réalisé ce dessein s'il n'était animé d'une motivation sans faille ? *La vie de Lincoln tout entière symbolise la noblesse de l'âme* (Encyclopédia Universalis). Il est regrettable que sa carrière ait été brisée par le geste fou d'un acteur.

Question n° 10 : Le concept de l'Amie-Callef vous branche, l'appliquerez-vous à votre tête et vos hanches ?

Si vous ne voyez pas d'obstacles majeurs à la transformation de votre univers intérieur, je vous engage vivement à maigrir et en guérir. Vous l'obtiendrez, cette silhouette rêvée, si vous êtes motivé par une seule et même idée : sauver votre peau en accédant à cette démarche avec l'idée première que tout ce qui est possible aux uns est possible à tous, dès lors que l'on dispose des mêmes outils.

La réussite de sa vie n'est ni la richesse ni le pouvoir, mais la faculté de lui donner un sens en devenant la femme ou l'homme que l'on a décidé d'être, en pulvérisant les obstacles dressés par : les agresseurs, les stresseurs, les freineurs, les négateurs, les dominateurs, ceux qui nous croyaient velléitaires, peureux, bloqués, coupables devant notre handicap.

La démarche vous intéresse ? Demandez le programme ! Je l'élaborerai sans contrepartie financière, je le répète et avec du cœur à l'ouvrage. Ce cœur, siège de ma passion pour l'être qui souffre et qui, dans sa diversité, doit prendre conscience à travers mon message que le plus petit élément d'originalité fonde l'identité. Celle-ci exige mon respect par la délivrance d'un programme alimentaire individualisé et non standardisé.

Tout le monde s'affole autour de moi exactement comme lorsque j'ai décidé de répondre présent sept jours sur sept. Depuis dix ans, je réponds et personne ne s'en plaint, surtout pas moi compte tenu des résultats ! J'ai toujours tenu un engagement pris. Je répondrai par un programme à toute demande sérieuse, pour que celui qui veut triompher triomphe et prouve que l'on peut se défaire de la femme ou de l'homme que l'on est en devenant un être tout neuf.

Non en appliquant un programme alimentaire qui ne fera que restaurer une image de soi dégradée mais pas une démarche holistique qui constitue un réel traitement de fond de l'obésité, le subconscient ayant intégré dans sa structure mentale d'excellentes habitudes alimentaires et comportementales.

Cet être doit grandir dans notre conscience à partir d'une réflexion sur son moi profond, sur son moi souffrant, son moi consommant, son moi TRIOMPHANT !

GLOSSAIRE

Adipocyte : cellule contenant une ou plusieurs gouttelettes de lipides.

Affect : réaction psychique immédiate aux émotions.

Alliesthésie : variation de l'impression agréable ou désagréable produite par un stimulus externe.

Amphétamine : substance excitant le système nerveux central et qui entraîne accoutumance et dépendance.

Anamnèse : renseignements biographiques que fournit le client concernant sa problématique.

Anorexigène : qui coupe l'appétit.

Antioxydant : qui s'oppose à l'activité de certains radicaux libres.

Anxiogène : qui provoque anxiété et angoisse.

Catharsis : libération des pensées et des traumas longtemps réprimés.

Diurèse : augmentation du volume urinaire.

Émonctoire : organe destiné à éliminer les déchets de la nutrition.

Essentiel : vital car, en son absence, l'organisme ne fonctionne pas correctement ou n'est pas capable de survivre.

Fongicide : qui tue les champignons.

Hydrophobe : qui n'absorbe pas l'eau.

Hyperphage : qui ingère des quantités excessives d'aliments.

Hypothalamus : région du diencéphale jouant un rôle fondamental sur les mécanismes du sommeil, du métabolisme et de la thermorégulation.

Index glycémique : vitesse d'assimilation du sucre.

Interféron gamma : stimulant de l'activité des cellules tueuses naturelles.

Lipogénèse : ensemble des phénomènes métaboliques aboutissant à la constitution de graisse.

Lymphocyte NK : agent de l'immunité jouant un rôle dans la défense anti-tumorale.

Mucilage : solution donnant une consistance épaisse et visqueuse.

Neurone : ensemble constituant la cellule nerveuse.

Organoleptique : qui impressionne les organes des sens.

Prééclampsie : toxémie, affection des reins pendant la grossesse avec hypertension artérielle.

Sémiologie : étude des signes distinctifs.

Sérotonine : neurotransmetteur agissant sur certains processus nerveux, vasculaires et sur les contractions des muscles.

Surrénale : glande endocrine située au-dessus du rein.

Synthétiser : opération physique qui consiste à combiner des corps simples ou composés pour obtenir des corps plus complexes.

Trauma : blessure intérieure produite par une violence extérieure.

BIBLIOGRAPHIE

APFELDORFER Gérard, *Maigrir c'est dans la tête*, Odile Jacob, 1997

ASSOCIATION MÉDICALE KOUSMINE, *La méthode Kousmine*, Jouvence, 1989.

BACH Edward, *La guérison par les fleurs*, Éditions Le Courrier du livre, 1985.

BONDIL Alain – KAPLAN Marion, *L'alimentation de la femme enceinte et de l'enfant selon l'enseignement du Docteur Kousmine*, Robert Laffont, 1991.

BONDIL Alain – KAPLAN Marion, *Votre alimentation selon l'enseignement du Docteur Kousmine*, Laffont, 1989.

BOURRE Jean-Marie, *De l'animal à l'assiette*, Odile Jacob, 1993.

BOURRE Jean-Marie, *Les bonnes graisses*, Odile Jacob, 1991.

BOURRE Jean-Marie, *La diététique de la performance*, Odile Jacob, 1995.

BOURRE Jean-Marie, *La diététique du cerveau, de l'intelligence et du plaisir*, Odile Jacob, 1990.

BRECOURT-VILLARS Claudine, *Mots de table, mots de bouche*, Stock, 1996.

CARPER Jean, *Les aliments et leurs vertus*, Éditions de l'Homme, 1993.

Centre de documentation du Laboratoire Marcel Violet, *Guide pratique des additifs alimentaires européens*, 1997.

DAPREY André, *Sophrologie pratique*, Guy Tredaniel, 1990.

DEXTREIT Raymond, *Le chou, ce qu'il peut faire pour vous*, Vivre en Harmonie, 1994.

DEXTREIT Raymond, *Face au diabète*, Vivre en Harmonie, 1993.

DEXTREIT Raymond, *Le foie, mon partenaire santé*, Vivre en Harmonie, 1997.

DEXTREIT Raymond, *Soins naturels et voies respiratoires*, Vivre en Harmonie, 1994.

ELIA David, *Comment rester jeune après 40 ans*, TF1 Édition, 1991.

ELIA David, *Le poids*, TF1 Édition, 1996.

Encyclopaedia Universalis, 1970.

FRICKER Jacques, *Le guide du bien maigrir*, Odile Jacob, 1993.
GARNIER Muriel, DELAMARE Valéry, Jean et Thérèse, *Dictionnaire des termes de médecine*, Édition Maloine, 1998.
GASTON-BESSON Philippe, *Acide-Base, une dynamique vitale*, Trois Fontaines, 1991.
GASTON-BESSON Philippe, *La crème Budwig*, Trois Fontaines, 1991.
GIACON Christophe, *Le grand livre des oligo-éléments et des sels minéraux*, Éditions First, 1998.
KIEFFER Daniel, *Guide personnel des bilans de santé*, Grancher, 1998
KIEFFER Daniel, *L'Homme empoisonné*, Grancher, 1993.
KIEFFER Daniel, *Naturopathie. La santé pour toujours*, Grancher, 1991.
KUSHI Michio, *Le livre de la macrobiotique*, La Maisnie, 1980.
KOUSMINE Catherine, *Sauvez votre corps*, Robert Laffont – Sand, 1987.
KOUSMINE Catherine, *La sclérose en plaques est guérissable*, Delachaux et Niestlé, 1984.
KOUSMINE Catherine, *Soyez bien dans votre assiette*, Sand, 1980.
LEDERER Jean, *Manuel de diététique*, Maloine, 1992.
MOIOLI G., *Dictionnaire de diététique*, De Vecchi, 1993.
MONIER-SHRAER Georges, *La santé par l'hygiène intestinale*, Trois Fontaines, 1992.
NATURE PLUS, *La santé sans efforts*, 1991.
OHSAWA Georges, *La philosophie de la médecine d'Extrême-Orient*, Libraire Philosophique J. Vrin, 1985.
PASSEBECQ André, *Traitements naturels des troubles digestifs*, Dangles, 1984.
PICHARD Patrick, *Le guide diététique des aliments*, M.A. Éditions, 1989.
POUJOL Jacques et Clair, *Pratiquer et vivre la relation d'aide*, Empreinte Temps présent, 1996.
REMESY Christian, *Les bonnes calories*, Flammarion, 1996.
RAGER G.-R., *Hypnose, sophrologie et médecine*, Fayard, 1973.
SALDMAN Frédéric, *Les nouveaux risques alimentaires*, Ramsay, 1997.
SCHEFFER Mechthild, *Les 38 quintessences florales du Docteur Edward Bach*, Librairie de Médicis, 1991.
STARENKYJ Danièle, *L'enfant et sa nutrition*, Orion, 1989.
STARENKYJ Danièle, *L'adolescent et sa nutrition*, Orion, 1989.
STARENKYJ Danièle, *Le mal du sucre*, Orion, 1981.
VALNET Jean, *Aromathérapie*, Éditions Maloine
VASEY Christopher, *L'équilibre acido-basique*, Jouvence, 1991.
WALTHERT Nicole, *La marche, source de santé*, Dangles, 1985.
YUDKIN John, *Dictionnaire de l'alimentation*, Robert Laffont, 1985.
ZAMBERLAN Anne, *Coup de gueule contre la grassophobie*, Ramsay, 1994.

DEMANDE DE PROGRAMME ALIMENTAIRE PERSONNALISÉ (coupon détachable à renvoyer à l'éditeur)

Toute demande devra être accompagnée des éléments suivants :

- le coupon détachable dûment rempli
- deux photos : l'une d'identité et l'autre en pied
- votre lettre de motivation manuscrite avec engagement d'étudier les aliments et de procéder à la rééducation des comportements selon ma méthode
- l'attestation de votre médecin traitant m'assurant qu'il est disposé à suivre l'amaigrissement, stabilisation comprise
- une enveloppe timbrée sur laquelle figurent les prénom, nom et adresse.

Toute demande non conforme ne sera pas prise en compte et ce, sans justification.

En retour, vous recevrez un long questionnaire à remplir pour un bilan de consommation alimentaire et une enquête biographique afin que je puisse personnaliser mes conseils.

Coupon N° ....

Nom : .... Prénom : ....

Adresse : ....

Âge : .... Sexe : .... Poids : ....

Taille : .... Taille des vêtements : ....

Poids le plus haut atteint : .... Année : ....

Poids le plus bas atteint (adulte) : .... Année : ....

http://www.allokilos.com

Cet ouvrage a été imprimé
sur presse Cameron
par ***Bussière Camedan Imprimeries***
à Saint-Amand-Montrond (Cher)
en février 2000

N° d'impression : 000695/1.
Dépôt légal : février 2000.

Imprimé en France